Quentin Haguet

Le Guide De Survie De La Phobie Sociale

Quentin Haguet

Le Guide De Survie De La Phobie Sociale

Suivez Arthur, phobique social, dans sa vie quotidienne.

Éditions Vie

Imprint
Any brand names and product names mentioned in this book are subject to trademark, brand or patent protection and are trademarks or registered trademarks of their respective holders. The use of brand names, product names, common names, trade names, product descriptions etc. even without a particular marking in this work is in no way to be construed to mean that such names may be regarded as unrestricted in respect of trademark and brand protection legislation and could thus be used by anyone.

Cover image: www.ingimage.com

Publisher:
Éditions Vie
is a trademark of
International Book Market Service Ltd., member of OmniScriptum Publishing Group
17 Meldrum Street, Beau Bassin 71504, Mauritius

Printed at: see last page
ISBN: 978-613-9-58826-8

Lorsque j'ai réussis à me libérer de la phobie sociale, je me suis toujours juré de ne plus jamais y replonger. Je progresse chaque jour dans des domaines variés, comme l'expression des émotions ou l'affirmation de soi.

Et si vous lisez ces quelques lignes, c'est que, déjà, vous êtes plus motivés que la plupart des gens pour changer votre vie.

Vous avez donc mathématiquement plus de chances de réussir.

La renaissance est proche,

Quentin

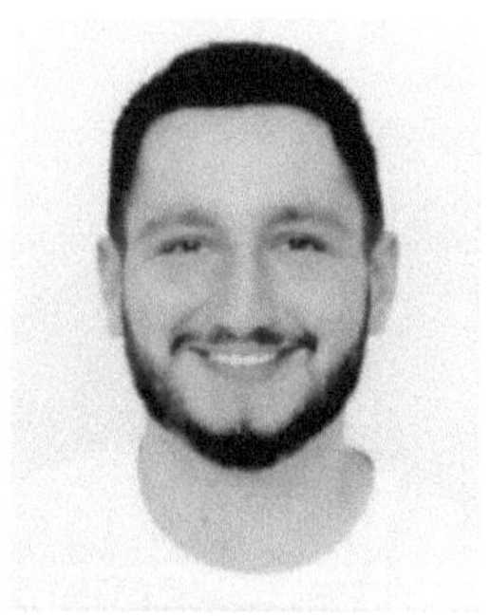

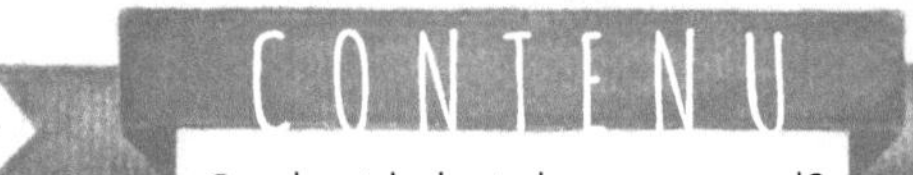

Quel est le but de ce manuel?

Comment cela va-t-il aider votre phobie sociale ?

Quel est le but de ce manuel?

Mon ebook est écrit du point de vue d'Arthur, qui est phobique social.

Il explore certains scénarios quotidiens et les défis avec des chapitres remplis de conseils pratiques pour vous aider à survivre face à la phobie sociale.

Vous ne voudrez plus quitter la maison sans lui !

Comment cela va-t-il aider votre phobie sociale?

La recherche a montré que la première étape du rétablissement consiste à en apprendre davantage sur la maladie et sur la façon dont les autres l'ont surmonté. Beaucoup de personnes souffrant de phobie sociale ont l'impression de devenir «folles».

Cet ebook explique l'impact de l'anxiété sociale dans des scénarios courants, au quotidien avec des conseils utiles et des informations de ma part sur la façon de comprendre les luttes quotidiennes d'Arthur.

Si vous vous inscrivez à mon programme, vous pourrez en apprendre davantage sur la manière dont Arthur utilise les compétences acquises lors de son traitement.

NOUS RENCONTRONS NOTRE HÉROS ET LE REJOIGNONS DANS SES TENTATIVES DE SE LEVER ET D'ALLER AU TRAVAIL

Elles sont comme des limaces de lumière, rampant autour du cadran, marquant le temps. Une autre limace se transformera en 5, en 6 et apportera ce cri criard et répétitif dans la pièce.

Combien de temps ai-je? Doit durer moins d'une minute, mais je ne peux pas voir le 58 devenir 59 alors ça pourrait sonner maintenant. Ou maintenant.

C'est une longue minute. Je devrais en profiter au maximum. Je vais rester posé sur l'oreiller encore quelques secondes.

- CRIEEKKKK, CRIEEKKK, CRIEEKKK, CRIEEKKK…

Ah, ça brûle.

Neuf minutes.

Pourquoi j'ai gâcher ces neufs minutes à compter les limaces ?

Cela fait neuf minutes de moins pour rejoindre l'autobus au coin de la rue ; neuf minutes de moins pour prendre une douche, s'habiller, déjeuner…

Merde, qu'est-ce que je vais porter ? Ces deux costumes sont toujours en bataille au bas du lit…

J'aurais dû prendre ces neuf minutes pour choisir quelque chose qui aurai impressionné les habitués du bus. Et Amelia. N'a-t-elle pas dit que c'était Amelia? Ou alors peut être Anna, ou Andrea, un de ces noms en A à la réception.

Comment vais-je lui dire bonjour maintenant si je ne connais pas son nom ? Argh…

Elle était assez confiante pour me dire son nom le premier jour de son travail. Elle m'a attrapé au dépourvu. Je balbutiai comme un enfant, je m'en souviens bien !

Frémir. Grincer des dents sous la couette.

Je lui ai dit d'où je venais. Ce que je faisais. Pourquoi j'avais déménagé dans cette ville.Tout ça, cette sorte de vomi, cette présentation préparée et superficielle. Mais j'avais quand même obtenu un sourire avec cette blague sur la ferme.

"J'ai grandi avec une vache… pas ma mère!" Ah… J'étais fière de moi…bon. Mais interdit de la réutiliser de nouveau avec elle. Ca ne marchera pas une seconde fois. J'ai besoin d'une autre blague. Faudra que j'en cherche une plus tard. Deux blagues en deux jours, elle va penser que je suis un gars vraiment drôle. Nous allons entamer des tas de conversations si elle pense que je suis drôle. Ont pourrait même déjeuner ensemble au café… alors elle fera connaissance avec Arthur et moi avec… C'EST QUOI SON NOM? Amy ? Ambre ?

Pourquoi je pense que c'est un nom en A. Amelia pourrait commencer avec un E… Emilia… Emily…Emma… Imelda…C'est moi… Argh! Donc, un nom qui commence par une voyelle. Je ne peux pas deviner. Se tromper serait pire que de ne pas l'utiliser du tout.

Alors, comment dois-je l'appeler ? Je ne peux plus lui demander son nom, elle va penser que je m'en foutais vendredi. Elle pensera que je n'ai pas passé tout le week-end à penser à elle… ou est-ce une bonne chose ? Plus décontracté. Nous pouvons recommencer… vendredi était juste un…

- CRIEEKKKK, CRIEEKKK, CRIEEKKK, CIEEKKK…

Mon dieu, c'est les neufs minutes ? Maintenant, il ne me reste que 21 minutes pour passer la porte de chez moi. Ou alors et ce que je me rendors ? Mais je manquerai le bus habituel. Celui qui me fait arriver à l'heure. Je serais en retard. Mais peut être que je serai quand même en retard ? Je dois avoir des dizaines de plis sur mes deux costumes au bout du lit. Puis-je faire cela en 21 minutes, me doucher et petit-déjeuner…?

- CRIEEKKKK, CRIEEKKK, CRIEEKKK, CIEEKKK…C'est douloureux.

6:10. C'est un chiffre rond. C'est un bon moment pour se lever. Je devrais régler l'alarme comme ça tout le temps.

6:10. Le voilà. Oublie le petit déjeuner. Je prendrai un truc à la machine au boulot. Mais j'ai besoin d'une douche. On ne peut pas avoir l'air ébouriffé dès le matin quand même.

Droite. Douche.

Elle a encore besoin d'un nettoyage. Et la pression est à nouveau réduite. Ou est-ce le pommeau de douche? On peut les nettoyer. A ce qu'il parait.

En plus, la publicité dit que ça faisait disparaitre la mousse. Qu'il y a juste à appliquer et que ça travail tout seul. Je devrais investir dans ce produit miracle.

Je passe devant le magasin chaque matin dans le bus. Je ne peux pas le faire le matin cependant. Je serait en retard pour le travail. De toute façon, ça ne serait pas encore ouvert.

Tiens, et si je ne mettais pas de costume aujourd'hui ? Je pourrais m'en sortir avec un jeans coloré. Je suis presque certain que cela impressionnerait. Im-, Am-, Em-… euh…Respirer. Ca viendra.

Ouais, le jeans est toujours suspendu dans sa pellicule de plastique scintillante d'il y a quinze jours - quand j'ai finalement pris le courage d'aller au pressing… Et il faut le refaire pour les costumes ce week-end.

C'est dans cinq jours, est ce que je tiendrais cinq jours avec mon jeans ? Je vais devoir en acheter un autre. Je pourrais y aller pendant la pause déj'. Ont peux accéder au centre commercial par les bureaux… je dois y aller. C'est le dilemme : aller acheter un nouveau jeans ou portez le même toute la semaine.

Ou l'autre choix, retournez au lit et me faire porter malade pour toute la semaine. Non, je ne peux pas.

Greg est en congé cette semaine. MERDE MERDE MEEEEEERDE… j'avais pas dit que je ferais vite ? Je suis encore sous la douche…

6:19. Neuf minutes plus tard, ces limaces rouges se sont déplacées autour de l'écran pendant que je me douchais. J'ai 11 minutes pour sortir et prendre le bus au coin de la rue. J'arriverai quand même à mon bureau à 7h15. C'est seulement 15 minutes après l'arrivée de Greg. Bien sûr, ils n'auront besoin de rien au cours de ces 15 minutes. Il n'ya pas de délais dans ces 15 minutes. Quoi qu'il en soit, ce ne sont que des images…

6:20. Plus que 10 minutes… où est mon jeans. Oui, elle l'aimera.

Après tout, je suis aux commandes cette semaine. Elle aura peut-être besoin d'une sorte de recherche d'images et je pourrai peut être l'aider… peut-être aura-t-elle une demande spéciale à exécuter de la part de la direction, et que moi seul pourrai satisfaire...

6:21. Mais elle est réceptionniste. Elle n'aura besoin d'aucune recherche en images. Seulement le site Web et les quelques magazines restants ont besoin de photos. Mais je suis le responsable. Greg a déclaré vendredi : Arthur, tu es responsable. Christophe est depuis trois mois dans cette ville, et je suis en charge du bureau des images pendant un mois.

Information importante... n'allez pas imaginer des choses. Je suis responsable du bureau des images pour des magazines pour enfant et une revue de jouet sur internet.

Vérifiez la chemise : OK. Il y a aussi une cravate quelque part sous cette combinaison. Cravate et chemise à carreaux. Et un jeans. C'est créatif. C'est la tenue vestimentaire d'un responsable d'un bureau d'images pour une grande organisation de presse…

Katzen - Bloody - Dorgg Publications. Pourquoi ai-je pensé que je pourrais gérer un travail comme celui-ci ? Un diplôme en médias d'une université à deux balles dont personne n'a entendu parler, un intérêt passager pour la photographie - et bien sûr le mariage de Tante Suzie avec Rob… c'est comme ça que vous pouvez obtenir un tel travail. Mais comment puis-je gérer un travail comme celui-ci ? Greg a dit que j'étais responsable. Sept magazines mensuels et le roulement incessant du site Web. C'est respons...

6: 27. Merde. Trois minutes pour arriver au coin. J'y arriverais pas. Si je suis malade, je vais appeler la réception… parler à Imel…

Ca sent pas bon, impossible de me rappelez son prénom. Je ne pourrai jamais lui parler maintenant. Je vais devoir utiliser les escaliers arrière du parking pour aller au bureau afin que je ne passe pas devant elle. Au moins j'aurai pas à deviner son nom.

Aller je sors. Mettre en marche ma musique. Supertramp, pour être de bonne humeur.

PLUS DE TROIS HEURES DANS MON MONDE.

Les quatre mêmes personnes à l'arrêt de bus, comme toujours. Le bus n'est pas encore passé.

Ambre ! Était-ce Ambre?

Le bus s'arrête. Ou Amy?

Je monte. Éviter les regards des gens. Que pensent les autres passagers de ce nouveau look décontracté ? Chemise, cravate et jean. Veste de styliste. Pensent-ils que je suis un créateur ? Est-ce que je ressemble à un responsable d'un bureau d'images ? Mais ils sont habitué à me voir en costume. Peut-être pensent-ils que j'ai un nouvel emploi ? Ou perdu mon travail ! Peut-être qu'ils pensent que je fais semblant d'aller travailler parce que je ne suis pas en costume !

Ces cinq derniers mois, je me suis assis à leurs côtés jour après jour, m'habillant en costume pour ressembler à un cadre important…j'ai tout gâché parce qu'ils pensent maintenant que j'ai perdu mon emploi, et que je ne peux pas me l'avouer à moi-même. Ils pensent que je suis un perdant qui prétend être un type créatif… argh, je savais que j'aurais du repasser ce costume… si je portais un costume, ces personnes ne penseraient pas que je suis un perdant.

Je descend. Éviter les regards des gens. Éteindre. Seulement une demi-heure s'est écoulée…

ÊTRE CONSCIENT DE VOTRE ANXIÉTÉ ET LA COMPRENDRE EST UNE ÉTAPE MAJEURE POUR LA SURMONTER

Mais quand vous savez que vous êtes susceptible de faire face à une situation qui déclenche votre anxiété, vous pouvez vivre ce qu'on appel "l'anxiété anticipative".

Souvent, nous sentons que cette inquiétude face à une situation que nous connaissons nous rend nerveux (dans le cas d'Arthur, un mélange de son travail et de la conversation avec la nouvelle fille au bureau) et cette anxiété est en réalité pire que la situation elle-même !

Et comme Arthur le montre dans ce chapitre, il existe une tendance très facile à émettre une hypothèse négative fixé sur l'anticipation plutôt que sur l'événement en lui-même.

Fait intéressant, l'anxiété anticipative se manifeste dans une autre partie du cerveau par rapport à l'anxiété situationnelle et nécessite donc une méthode de traitement différente.

Arthur montre également la tendance naturelle à éviter la situation (dans son cas en restant au lit) pensant que cela pourrait réduire ses symptômes alors qu'en réalité, l'anxiété anticipée crée une spirale croissante d'anxiété.

Vous devez comprendre que non seulement vous êtes susceptible de ressentir moins d'anxiété lorsque vous affrontez réellement la situation, mais aussi que vous pouvez contrôler votre anxiété d'anticipation en vous engageant à faire face à la situation.

ARTHUR SE PRÉPARE À PRENDRE LES RÊNES AU TRAVAIL

- Bonjour, monsieur Boivin.

- S'il te plaît, Emilie, appelle-moi Jean… Bonjour. Et bonjour Arthur… et bonne journée !

Ce n'est pas l'Amérique… Noooon… Ce n'est pas, halalalala…

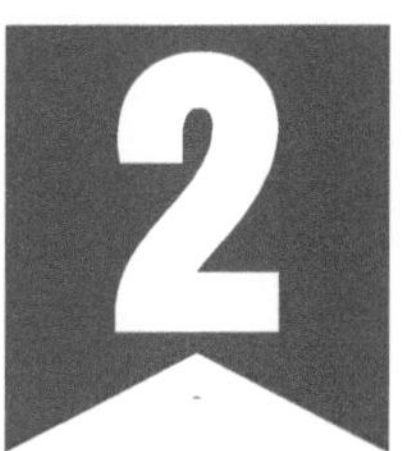

- ET BONNE JOURNEE, Arthur…

- Bonjour, Monsieur Boivin. Désolé, M. Boivin.

- Jean, s'il te plaît.

Bon sang, Emilie et ici… C'est Emilie… EMILIE… bien sûr, emilie-emilie-emilie-emilie…

Emilie (emilie-emilie-emilie) at-elle déjà remarqué le jean ?

- Désolé, monsieur Boivin. Bonjour, monsieur Boiv… Jean, monsieur.

Monsieur, qui dit monsieur ces jours-ci? Nous sommes à mi-chemin de la deuxième décennie du 21e siècle et j'ai l'air d'un homme d'affaires du 19ème siècle… Monsieur, argh!

- C'est mieux, Arthur. Pas besoin de messieurs chez Katzen Dorgg, Arthur. Ce n'est pas le 19e siècle… Une semaine chargée cette semaine, hein Arthur. La première fois que je me dirige vers la grande chaise, hé. Eh bien, je suis sûr que Greg vous a expliqué quoi faire. Vous êtes au courant des réunions éditoriales ? Tout ce dont vous avez besoin, je suis sûr que…

Emilie… Comment avais-je pu oublier son prénom ?

Il a dit "y" à la fin, pas "i"… c'est peut-être Emilye pas Emilie… qui épelle un nom comme Emilie, Emilye?

emilye-emilye-emilye-emilye… gotitgotitgotitgotit… emilie-emilie-emilie-emilie…

-… compris ça, Arthur ? Emilie a tout ce dont vous avez besoin.

- Oui, monsieur Boivin, Jean, monsieur…

- Et vous pouvez nous faire savoir à 9 h 30 comment se déroulent les images panoramiques de la semaine. À bientôt, Arthur. Emilie, informe simplement Arthur de tout ce qui lui manque.

- Oui, Jean. Bonjour.

- Merci Monsieur Boiv, monsieur Jean
…
Donc, une semaine de travail et Emilie est déjà partout. Comment les gens font-ils cela? J'ai été ici presque quatre mois et je comprends juste à peu près ce que je fais… Je trie des montagnes de mails de propriétaires d'animaux en détresse et écris des tentatives de légendes hilarantes pour le site Web. Puis je parcours des pages et des pages d'images en ligne à la recherche de la bonne photo pour illustrer le dernier article sur 27 façons dont votre chat peut dire que vous mentez. Mais cela m'a amené à Paris et c'est l'essentiel. Je ne pouvais plus rester à Meximieux.

TROP DE FAMILLE, TROP D'ATTENTES POUR QUE JE VIENNE À CHAQUE ANNIVERSAIRE, MARIAGE, WEEK-END…

Qui invite leur fils à CHAQUE DIMANCHE, pour l'amour de Dieu… non, Paris est paisible
en comparaison de devoir vivre aux côtés de ma famille entière à Meximieux. Je connaissais seulement Suzie et Rob dans cette ville entière de 2,2 millions d'habitants.

Google a indiqué que sa taille était 14 fois supérieure à celle de Meximieux, mais elle semble environ 14 fois plus silencieux quand vous n'avez pas de frères et soeurs, ni de tantes et d'oncles, ni de maman et papa à voir chaque weekends…

- Alors, Arthur, as-tu besoin de voir ton calendrier éditorial cette semaine? Laisse-moi voir, oui, Arthur L-E-G-O-F-F, oui... le système prend un peu de temps ce matin désolé... ouais...

Oh, qu'elle prenne son temps. Elle a épelé mon nom, elle le connait ! Elle m'a surement remarqué la semaine dernière. Même si c'était sa première semaine à la réception et qu'elle avait des tonnes de nouvelles choses à apprendre, elle a tout de même découvert mon nom.

- Tu remplace Greg alors qu'il se rend à Belize, hein? Ca sonne bien, Belize, hein? Greg a dit qu'il allait prendre des tonnes de photos. Il fait ça comme un passe-temps, non? Ca doit être étrange d'avoir un passe-temps identique à votre travail, hein?

- Euh, ouais...
Euh, ouais. C'est tout ce dont t'es capable ? Pourquoi tout ce qu'elle dit est une question? Pourquoi tout ce à quoi je pense maintenant ce sont des questions aussi ? Aargh ! Et je ne sais pas la moindre chose à propos du Belize...Emilie (emile-emile-emie) aurait été impressionnée... un bon jean, une veste de designer et une bonne connaissance pratique des pays d'Amérique centrale...

- Les singes hurleurs noirs dorment environ les trois quarts de la journée...
Eh bien, gentil Einstein. Singes somnolents, c'est tout ce que tu peux imaginer.

- Oui, euh, Greg a dit qu'ils sont très faciles à prendre en photo car ils ne bougent pas beaucoup. Je pense que c'est pourquoi il est aller à Belize, prendre des photos de singes hurleurs et de jaguars...
Jaguars, c'est mieux. Ces gros chats élégants et sexy. Cool. Le voici... ouais, vous avez un 9.30 et un 12.30 puis un 16 heures. Il y a des notes sur le journal ici, est-ce que vous les voulez aussi?

- Euh, ouais...

- Voulez-vous l'écrire? Ou je pourrais vous l'envoyer par mail... je vais l'envoyer par courriel, okay ? Donc, ça va pour 9h30... Ensuite... Le nom de Greg à côté de «Project Feedback Report», ce doit être vous... et le 16 heu...
Feedback Report... Il savait que je devrais le faire et il ne m'a jamais rien dit ! Jamais il ne m'a prévenu que je devrais me tenir debout devant tous les éditeurs de magazines et M. Boivin pour parler du projet Feedback Report.

Qu'est ce que j'en sais du projet moi ? Pourquoi est-il allé au Belize cette semaine? Il devait savoir que ce rapport allait être publié. Pourquoi ne m'a t-il pas prévenu? Je ne peux pas faire ça… j'en saurais jamais assez sur ce sujet...

QUE VAIS-JE DIRE ? JE VAIS BÉGAYER, JE SAIS QUE JE VAIS BÉGAYER. JE BÉGAYE TOUJOURS DEVANT UN GROUPE.

Le-le-legoff ils m'appelaient à l'école... Oh mon Dieu, je me sens malade! Peut-être que je pourrais juste dire que je suis malade… je vais le dire à Emile et rentrer chez moi. Project Feedback Report, Project Feedback Report. Mais si je rentre chez moi, il est juste 9h30 et je me suis préparé pour ça.

- J'ai dit que tout allait bien, je t'ai envoyé tout ce qui était écrit dans les notes.

- Oui, je vais bien… désolé. Je veux dire, oui, merci Emilie…

Emilie-Emilie-Emilie-gotitgotitgotitgotit.

- C'est très bien. Si t'a besoin d'un truc, appel moi, hein ? J'ai toutes les salles de réunion et les agendas ici à la réception et Greg m'a dit tout ce qu'il avait fait la semaine dernière, donc je sais ce que vous devez faire à peut près. N'hésite pas !

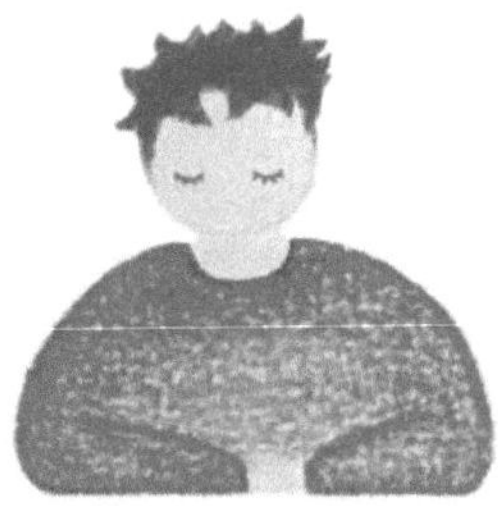

La peur du jugement et de la gêne est commun à toutes les personnes qui vivent avec la phobie sociale

C'est le début de l'effet boule de neige. Vous êtes préoccupé à regarder si les autres ont remarqué votre anxiété.

Pour Arthur, la peur du jugement ne se reflète pas dans la façon dont il parle à son patron, mais
la peur de l'embarras se reflète dans la façon dont il parle avec ses collègues.

Dans les deux cas, il peut se manifester physiquement par un bégaiement et un rougissement,
et cela augmente son angoisse.

Le problème principal, cependant, est centré sur la "peur" car, avouons-le, le jugement
et l'embarras font partie de la vie de tous les jours, en particulier dans les environnement de travail.

Mais être capable de devenir conscient de la façon dont vous réagissez quand vous parler aux gens au travail et comment ils réagissent dans la même situation sociale peut vous aider à combattre cette peur.

ARTHUR S'INQUIÈTE POUR SA VIE SOCIALE - OU PLUTÔT SON MANQUE DE VIE SOCIALE

Emilie a été une bouée de sauvetage cette semaine, une bouée de sauvetage. "N'importe quoi" a-t-elle dit lundi matin.

Emilie est rapide. Je pense que ses cheveux sont teints - ce n'est pas très rouge, mais ce n'est pas du rouge naturel. Un peu comme un rouge bronze. Mais elle a toujours un sourire à la réception et sait déjà comment tout fonctionne, où tout le monde devrait être… oui, elle m'a sauvé la vie cette semaine.

Même ce lundi à 12h30 - elle a trouvé tous les fichiers de Greg, connaissait même son mot de passe… même si je suis sûr que je l'aurai fait.

J'ai finalement présenter le «Project Feedback Report». C'est elle qui a dit de simplement lire les fichiers que Greg réunissait depuis la dernière réunion et de leur montrer quelques-unes des images du fichier photo sur iPad.

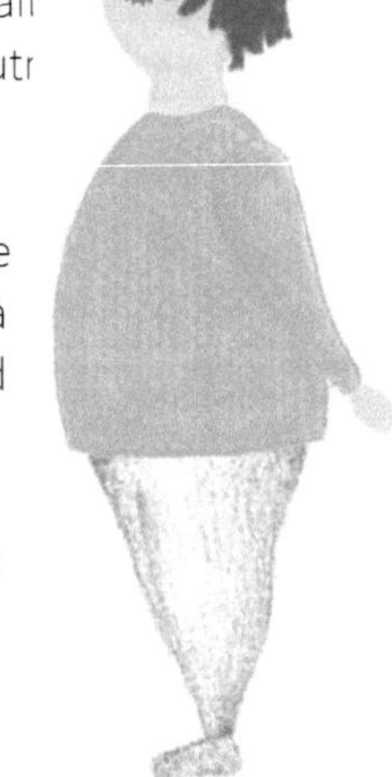

Et ça a fonctionné. Je ne savais pas vraiment ce que Greg essayait de faire, mais au moins, je ne me sentais pas dupe devant les autr lors de la réunion.

Puis le reste de la semaine a été une brise, j'ai juste fait ce que je faisais normalement, et Emilie me disait lorsque je devais aller à des réunions. Je pense qu'elle comprend que je panique quand je ne sais pas ce qui se passe.

Encore une semaine sans Greg et ça devrait aller avec Emilie de mon côté. Pas aussi stressant que je ne le pensais.

MAIS C'EST BIEN DE RENTRER À L'APPARTEMENT

Toute la semaine a été dure, même avec Emilie. Ce sera bien de ne rien faire pendant quelques jours.

Quelques-uns au travail allaient boire un verre, "pour mettre la semaine au lit" ils ont dit. Et puis il y avait ce dépliant qu'Emilie m'a montré à propos d'une salle de sport bon marché.

Elle m'a dit qu'elle est allée s'entrainer la bas, et qu'un nouvel entraîneur faisait une offre bon marché pour les nouveaux membres. J'aurais pu lui dire que je faisais de la course à l'école et j'aurai pris le dépliant… Mais non, j'estime que le fait d'être seul devrait diminuer mon stress.

Passez un peu de temps sur Facebook à voir ce que tout le monde fait, trainez sur Youtube, téléchargez quelque chose de nouveau, trouvez quelque chose de drôle à regarder. De plus, n'ai-je pas dit que j'allais régler ce pommeau de douche…

Je me ferais des pâtes, jusqu'au dernier paquet, et il faudra sortir demain pour en racheter. Ah oui, vérifiez le lait, aussi.

QUAND JE SORTAIS, JE CONNAISSAIS TOUS LES GENS QUE JE VOYAIS. MAINTENANT JE SORS SEUL, QUAND JE SORS…

Pourquoi les Walkmen ne sont-ils pas devenus plus célèbres? C'est vachement brillant. Comment Coldplay et Beyonce font-ils une fortune et des groupes comme The Walkmen disparaissent. Eh bien, s'ils ont disparu… je vais finir ces pâtes.

Quand je sortais, je connaissais tous les gens que je voyais. Maintenant je sors seul, quand je sors…

Si le groupe existe encore, je pourrais demander à Emilie si elle les aime et si elle veut venir les voir quand ils joueront. Ce serait une raison de sortir… si je sors…

Je ne suis jamais vraiment sortis à Meximieux. Et à Paris, peut être quatre fois maximum.

PARIS ! Pour l'amour de Dieu, la ville qui ne dort pas, ou tout est tout le temps agité.

Et Emilie ne voudrait pas voir un groupe comme The Walkmen - enfait qui les connait maintenant?

Et puis, voyons les choses en face, quelles sont les chances que je lui téléphone réellement?

À QUAND REMONTE LA DERNIÈRE FOIS QUE TU AS DEMANDÉ À UNE FILLE DE SORTIR, ARTHUR ?

Il y avait cette serveuse au café de Meximieux - je suis resté là chaque petit-déjeuner pendant près de deux ans à l'université avant même que je connaisse son nom.

J'ai essayé… je l'ai prise à la fin de son service un après-midi et nous sommes allés dans un autre café.

Tout ce que je fais maintenant, c'est grincer des dents de façon irréaliste et désespérée en essayant de transformer ce café en "rendez-vous" avec Emilie.

Mais elle ne semblait même pas intéressée par le fait d'être amis... Cela n'a aucun sens de croire que ça va arriver… c'est plus facile de l'éviter.

J'ai beaucoup de travail quand même. Je ne peux pas penser à sortir avec quelqu'un quand je dois remplacer Greg.

Pire encore de penser à Emilie et sortir... j'évite de sortir et je sais que toutes ces choses que font les autres me manquent.

Sortir changerait ma vie, je le sais.

La peur du jugement et de la gêne est commun à toutes les personnes qui vivent avec la phobie sociale

Dans le cas d'Arthur, son évitement des situations sociales à cause de son anxiété a également créé son isolement - il n'est pas sorti une fois tous les quatre mois à Paris.

L'évitement est la voie de la moindre résistance - mais c'est aussi une route qui ne mène nulle part.

Il est peu probable que vous puissiez progresser tout en apprenant à vivre avec l'anxiété sociale si vous n'y êtes pas confronté de temps à autre et ne développez pas de stratégies pour y faire face.

Arthur a ses médias sociaux comme débouché mais il doit se méfier du fait qu'il laisse le monde virtuel lui permettre d'être isolé et d'éviter - les forums sont un excellent moyen de rencontrer et de parler à des personnes partageant les mêmes intérêts mais ils ne peuvent pas remplacer le monde réel.

LE GOÛT DE CARTON

…OU COMMENT GÉRER UNE CRISE AU TRAVAIL

- Est-ce que ça va, Arthur?

Pourquoi me cherchent-ils? Ca nécessite à peine un avis de recherche. "Recherche homme de 24 ans, perdu dans un placard".

- C'est 16 heures , Arthur. Ca va? Vous avez tout pour la réunion ?

Eh bien, ce n'est pas à cause des 16 heures que je suis ici. Presque tout était réglé pour ça - un rapide résumé du travail de la journée ; les deux échéances de demain pour dire que tout va bien ; un rapide aperçu du projet… ils peuvent donc déranger Greg quand il reviendra la semaine prochaine.

- Oui, d'accord. Je viens de travailler quelque chose…

Travailler quelque chose - qu'est-ce que ça veut dire ?

- Je serai là… merci.

Je vais être là. Je vais être là. … je serai là. Quelques secondes après, j'arrête de transpirer et mon coeur se calme enfin. J'allais bien pour l'amour de Dieu !

J'avais passé presque quinze jours sans Greg et je n'avais rien fait de stupide. Le week-end dernier a été à peine le meilleur week-end de ma vie, mais je me suis concentré sur le travail.

Je n'ai envoyé aucune mauvaise photo au mauvais magazine ou posté quelque chose en ligne parlant de Flossie le taureau massif au lieu de Charlie le cocker. Je ne suis pas arrivé en retard. Je ne me suis pas ridiculisé lors des réunions. J'ai évité d'avoir à parler à M. Boivin. En bref, je viens de passer la meilleure partie d'une quinzaine de jours sans Greg. C'est un accomplissement !

ALORS POURQUOI SUIS-JE ACCROUPI DANS UN PLACARD, À MÂCHER LE BORD D'UN DOSSIER EN CARTON ?

Pourquoi est-ce que je mâche ce dossier? C'est drôle comme il a du goût, cependant. Je n'aurais jamais pensé que les fabricants mettaient un goût dans leur carton, mais c'est un goût très distinctif, un classeur A4.

RESPIRE...

C'était. Juste. Une. Idée. Juste une idée. Alors, pourquoi avoir été aussi agité ?

A propos d'un simple voyage à la salle de sport.

Tout d'abord, Emilie a justement mentionné le gymnase où elle est allée s'entrainer la semaine dernière. Bon, tout d'abord, je me demandais à quoi ressemblait Emilie à la salle de sport et je…

Je pensais y aller, mais je l'ai ensuite exclu. Moi, aller à la salle de sport ! Avec toutes ces personnes qui connaissent le fonctionnement des machines et comment soulever des poids sans se retrouver coincé sous une tonne et demi de fer forgé, tandis que tout le monde rira de moi, le débutant.

Je ne peux même pas imaginer comment ils font !

Un vestiaire commun ! Où tout le monde transpire sur des tapis de course, sur des vélos d'exercice… et où tout le monde a ses vêtements de marque assortis. Jamais.

Ce n'est pas comme si j'avais besoin de faire beaucoup d'exercice. OK, je ne sors pas beaucoup - mais je mange à peine et je ne suis pas en surpoids. Je ne suis pas musclé comme ces acteurs de cinéma - mais je ne suis pas lâche et affaissé comme ces photos dans ces publicités sur internet non plus. Jamais.

Mais ensuite, cette semaine, Emilie en a encore parlé. Elle a dit qu'elle était sûre que j'apprécierais son coach, Julien.

Lundi et mardi, j'ai juste souri et je suis retourné à mon bureau - pensent que son idée maléfique allait disparaitre. Puis hier, elle a demandé… non, elle n'a pas demandé… elle m'a dit que Julien pouvait passer me voir à 18H30.

J'aurais dû dire non alors. Mais je ne pouvais pas, alors je ne l'ai pas fait… Je ne voulais pas la laisser tomber, je ne voulais pas qu'elle pense que je ne voulais pas aller à sa salle de sport, je ne voulais pas qu'elle pense que j'étais ingrat.

JE NE VOULAIS PAS DIRE NON À EMILIE, C'ÉTAIT ÇA LE PROBLÈME.

Mais comme je n'ai pas dit non, j'y suis allé et j'ai dit oui. Pas à voix haute. Évidemment. Je ne me souviens plus de la dernière fois où j'ai dit oui à quelque chose comme aller à la salle de sport pour être entraîné par une personne appelée Julien. Julien ! Il semble énorme, huilé et en forme - Oh mon Dieu… et je n'ai aucune affaire de sport. Julien et tous les autres Julien au gymnase avec leurs débardeurs et leurs coupes athlétiques, leurs torses sculptés, leurs craquements et leurs…. Aaargh, ils vont tous se moquer de moi.

Et maintenant, il est presque 16 heures et je suis dans un placard. Et je n'ai pas les bons vêtements pour aller à la salle de sport. Et je ne peux pas dire non pour en sortir. Et je suis censé assister à une réunion pour dire à tout le monde que leurs magazines pour animaux de compagnie sont okay. Et je mâche du carton.

16H15. Il ne reste que deux heures et quelques minutes…

Et je ne peux tout simplement pas me concentrer. Si j'étais à la maison, je pourrais simplement prétendre que je n'ai pas reçu le message et y rester. Mais ici… «Tu es prêt pour ton rendez-vous avec Julien ?». C'est ce que m'a lâchée Emilie devant un client pendant que j'allais faire semblant d'aller chercher un nouveau lot de stylos et un cahier à reliure spirale. Et maintenant je ne peux plus partir.

Elle l'a dit comme une blague - je le sais. Elle le pensait comme une blague, l'a dit avec un sourire.

Maintenant, je suis accroupi dans le coin d'une armoire et je mâche un dossier A4, en transpirant et en tremblant de devoir donner une réponse ferme.

- Ca va, Arthur ?

Bon Dieu, c'est Emilie maintenant… comment puis-je dire «Non, je ne vais pas bien.
Je suis pétrifié. Je ne veux pas aller à la salle de sport. Je ne veux pas rencontrer
Julien. Je ne veux pas sortir de cette armoire » ?

- Tu ferais mieux de te lever. Jean vient d'appeler pour voir où tu es…

Jean ? Oh Boivin… Monsieur Boivin. Comment se glisse-t-elle si facilement en
appelant son nouveau patron par son prénom ?

- Oui bien sûr. Dites-lui que j'arrive.

CALME. CALME. RESPIRER. JE SAIS QUOI FAIRE ICI. JE SAIS QUE C'EST UNE ATTAQUE DE PANIQUE. RESPIRE.

Je me souviens de ce site Web qui montrait comment passer à travers ces attaques
de panique. Reconnaître, attendre, agir, répéter, terminer. Conscient. Alors, oui, je suis
dans un placard en sueur et en train de mâcher un dossier en carton. Attendez… eh
bien, je suis ici depuis un moment, alors oui, j'attends. Agir… agir… «soyez dans le
moment présent» disait-il… eh bien, oui, je suis là. Je suis dans une armoire. Respirer.
Concentrez-vous sur la tâche à accomplir… oui Arthur.

MAIS QU'EN EST-IL DE JULIEN ? QU'EN EST-IL DE LA SALLE DE SPORT ? La tâche à
accomplir… concentrez-vous sur la tâche à accomplir… la réunion est la tâche à
accomplir. Respirer. Trois minutes de retard, c'est rien. Il suffit de sortir du placard…
Dire merci à Emilie pour les avoir appeler… montez les escaliers, passez les portes
coulissantes et allez directement dans la pièce 12… c'est tout.

Respirer. Se lever. Respirer. Sortir du placard. Respirer. Dire merci. Respirer. Escaliers.
Respirer.
Salle de réunion. Je l'ai ? Je l'ai.

- Merci de les avoir appelés, Emilie. Merci pour ça.

- Ca va, Arthur ?

- Euh, ouais… Je viens de passer une grosse semaine… une quinzaine de jours sans
Greg.

Respirer.

- Presque fini cependant. Encore une réunion aujourd'hui, puis demain. Et tu viens toujours au gymnase ce soir ? Julien a hâte de te rencontrer…

Respirer. Respirer.

- Je vais tout d'abord m'occuper de cette réunion. Merci Emilie.

- Em. Appel moi Em.

Em! Et ce sourire. Zut, je rougis encore. Aargh, je déteste rougir. Et aller à une réunion aussi…

Respirez.

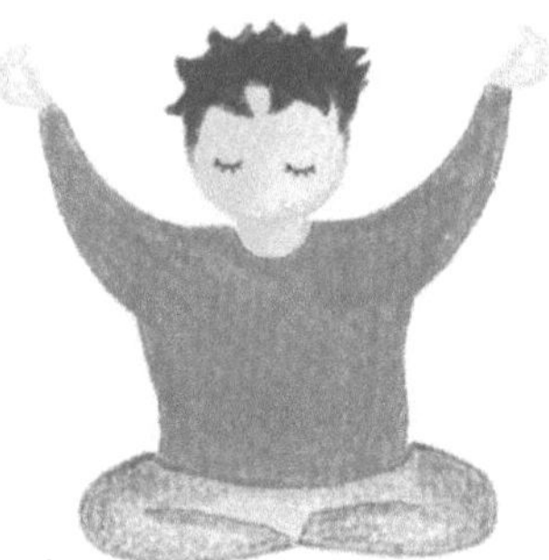

Respirer.

- Merci Em.

La peur du jugement et de la gêne est commun à toutes les personnes qui vivent avec la phobie sociale

Lorsque d'après vos expérience, votre cerveau envoi des signaux d'anxiété, cette anxiété suffit à provoquer une attaque de panique. C'est là que les attaques de panique se transforment en trouble panique.

Pour Arthur, l'angoisse provoquée par une réunion au travail et potentiellement faire de l'exercice dans une salle de sport suffit à provoquer de la transpiration, augmenter son rythme cardiaque, de l'hyperventilation… en bref, tous les symptômes associés aux attaques de panique.

C'est naturel qu'il se cache et ne veut pas montrer à quel point il est «pétrifié» parce qu'il
reconnaît les symptômes de son attaque de panique.

Mais comme une attaque de panique est notre réponse naturelle au combat ou à la fuite, elle peut être manipulé en permettant à votre esprit de comprendre ce qui se passe. Plus vous essayez de fuir du danger, moins vous serez en mesure de vous cacher des effets de l'adrénaline traversant votre corps.

La méthode d'Arthur utilisée, AWARE (accuser réception, attendre, agir, répéter, terminer) est un processus lui permettant d'empêcher l'attaque de panique de dégénérer.

POMPE MUSCULAIRE

REJOINDRE UN GYMNASE… OU PAS ?

Il parle toujours. Il y a tellement de sang qui passe à travers mes oreilles et tellement de crissements dans sa voix.

Avec la musique de fond, j'attrape environ un mot sur huit… mais il parle toujours.

-… représentants… cœur… abdominaux… lactosérum… déchirés… Meximieux… cardio…

Hé, vient-il juste de dire Meximieux ? Pourquoi Julien vient-il juste de dire quelque chose à propos de Meximieux ? Emilie lui a peut-être dit que j'en venais… Emilie sait-elle même que je viens de Meximieux ? Je l'aurais peut-être mentionné… mais pourquoi l'aurais-je mentionné?

- jus… poudre… café… Meximieux…

De quoi parle-t-il ? Emilie a dit qu'il était nouveau, n'est-ce pas ?

J'estime que j'ai bien réussi, tout compte fait. Probablement que la chose la plus dure était d'arriver ici car, depuis mon arrivée, je n'ai pas eu à prendre de décision une seule fois.

Tout a été commandé par Julien. C'est lui qui a tout fait, absolument tout.

A part dire bonjour à notre arrivée, c'est tout. Un «bonjour» puis une heure de boucles, de grognements, de tractions, de crunches, etc.

Puis quelques machines étranges dont je ne connais pas le nom, et maintenant cette machine en marche pendant 12 minutes.

Julien est deux fois plus rapide sur la machine à côté de moi. Et il parle toujours…

Il n'a absolument pas arrêté depuis qu'il m'a remis le premier haltère avec deux des plus petits poids possibles.

Si je n'avais pas été aussi inquiet de les laisser tomber, de ne pas me faire mal, ou de ne pas entendre ses instructions correctement, ou de trébucher contre l'un des autres bodybuilders toniques et brillants qui se regardent dans le miroir, j'aurais probablement été totalement embarrassé de lever l'équivalent d'un nouveau Samsung dans chaque main en pensant que je vais faire de l'exercice.

Mais bon, ces poids font mal après ces huit premières minutes. Huit minutes - je pensais pouvoir le faire facilement, mais en fait, c'est long quand on essaie d'écouter les instructions de Julien pour garder les épaules droites et les coudes à l'intérieur et les yeux devant et… oh mon Dieu, ça fait mal. 7: 23… 7: 22… 7: 21… le chronomètre avance lentement… de quoi parle Julien maintenant ?

- héritage… crématorium… complet… fluage… gauche… divorce…

Est-ce l'histoire de sa vie ou juste quelque chose qu'il lit en ligne ? J'aimerais pouvoir le comprendre. Je voudrais ne pas avoir ce martèlement dans ma tête. Mais bon sang, ca brûle les jambes, alors que mes hanches m'envoient des déchargent électriques et… c'est fou, mais c'est merveilleux. Je ne me souviens plus de la dernière fois où j'ai senti mon corps comme ça - ça fait mal, j'ai le souffle coupé et je ne peux pas entendre, mais je peux tout ressentir. Ce battement de tambour sur mon pied… la façon dont il frappe chaque genou à son tour, la façon dont il force mes hanches à se tordre et à s'étirer pour le prochain pas. Ca fait mal mais il rend chaque instant étonnamment lumineux.

Chaque halètement me fait sentir le souffle râler dans ma gorge et dans mes poumons. Je ne me suis pas senti comme ça depuis… depuis… bon sang, je ne m'en souviens plus !

J'avais l'habitude d'être en forme. Je me souviens d'avoir battu à peu près tout le monde à l'école en course à pied, sur les longues distances. De toute façon je n'était pas bon au sprint parce que je n'étais pas construit pour. Non, j'ai toujours été construit pour aller au loin. Je pourrais toujours tenir la distance.

Et c'est ce que je dois faire maintenant. 5: 42… 5: 41… 5: 40… La distance.

Je pourrais le faire à nouveau. Julien a dit qu'il voulait que je vienne deux fois par semaine - trois fois si je voulais. Et il se chargerait de moi, avec juste le montant forfaitaire qu'il facture habituellement pour une seule session. Il a dit que c'était parce que j'étais un ami d'Emilie… un ami…

JE PENSE POUVOIR LE FAIRE DEUX FOIS PAR SEMAINE. ET PUIS MAINTENANT, J'AI L'ÉQUIPEMENT.

Je n'ai pas le plus beau short, le plus beau t-shirt ni les plus belles chaussures de la salles. Il y a des gens ici qui semblent avoir été coordonnés pour un clip de Nikki Minaj.

Ma tenue est beaucoup plus simple. Emilie (bien sûr) l'a payé.

Au moment où je me suis calmé et que je suis sorti du placard à papeterie, puis de ma réunion, j'ai essayé de me faufiler sans la voir… Elle devait savoir que j'essayais de m'échapper parce qu'elle m'avait coupé le contact des portes coulissantes, m'a demandé si j'avais déjà préparé mes affaires de sport et, parce que j'avais l'air un peu penaud, m'a amené au centre commercial à l'arrière du bâtiment et m'a présenté à Sandy chez Foot Locker.

Comment Emilie connaît-elle tout le monde ici? Elle rend tellement plus facile de faire… tout. C'est elle qui a dit à Sandy que j'avais besoin de matériel pour la salle de sport, en lui demandant de choisir des choses qui étaient dans mon style : simple.

T-shirt blanc avec un petit logo, un short noir avec ces trois rayures, et une paire de Baskets noires à 75 €. Elle en a eu pour un peut moins de 140 €. Tout était fait en moins de 10 minutes et il ne reste plus aucune excuse pour éviter Julien.

La salle de sport se trouve au bord du centre commercial, je suis passé devant l'arrêt de bus cinq jours par semaine au cours des quatre derniers mois et je ne l'avais jamais remarqué. Je suppose que j'ai dû voir la salle de sport mais sa façade aveugle aux fenêtres argentées n'a jamais attiré mon attention.

Étrange, vu qu'un panneau GRATUIT de couleur rouge vif de quatre pieds de haut est posté à la fenêtre.

Une fois qu'Emilie m'a fait passer l'accueil, elle m'a dit d'aller me changer dans les vestiaires.

JE PENSE QU'ELLE COMPREND CE QUE JE RESSENS AVEC LES GENS. ELLE EST TELLEMENT...UTILE.

Je ne sais pas pourquoi elle aurait commencé à me parler en premier. Je veux dire, je ne suis qu'un mec qui passe sa journée à télécharger des photos de sites Web pour animaux de compagnie et...

Dernière minute, presque. 1: 04… 1: 03… 1: 02… Oui, je pourrais le faire deux fois par semaine. Peut-être même trois fois. Voyons les choses en face, je n'ai pas vraiment besoin d'écouter Julien. J'ai passé une heure et quart sans réellement ouvrir la bouche… sauf à haleter à quelques reprises. Et Emilie s'attend à ce que je revienne maintenant.

… DERNIÈRE… GO… C'MON… ARTHUR… GAGNANT…

Julien me crie dessus maintenant. Il est sorti de son tapis de course et il se tient à côté de moi en train de crier. L'enfer quoi.

Est-ce que tout le monde doit penser qu'un petit garçon de bureau maigre est en train de se faire engueuler par un boeuf remplit d'adrénaline ?

Mais si je garde le rythme… Si je ne fais que durer… la… distance.
La. Distance.

- Mec, c'était vraiment génial. Tu étais vraiment dans le moment là. Tu sens ces endorphines traverser tes veines? Tu sens cette brûlure? Ouais, mec, tu étais vraiment génial. Je veux dire, pour ta première fois à la salle et tout, c'était totalement génial. T'es d'un naturel sur les machines cardio, mec, un naturel total. Tu viens de courir, mec. T'étais à fond dedans. La prochaine fois, on prendra quelques poids supplémentaires. Je pense que tu aurais pu tenir cinq minutes de plus. Comment tu te sens la ? Je parie que tu te sens vivant, mec.

Je suis bouche bée, c'est ce que je ressens. Mes poumons, mes pieds, mes genoux, mes hanches, ma poitrine, ma tête... J'ai la tête entre les genoux pour essayer de me débarrasser de l'interférence floue devant mes yeux, et je suis à bout de souffle. Je ne suis pas sûr de pouvoir sentir mes endorphines et je suis presque certain qu'elles ne seraient pas dans mes veines même
si je pouvais les sentir, mais entre mes halètements - et je déteste admettre que Julien a raison - je me sens bien vivant.

- Alors mec, tu veux réserver pour la semaine prochaine? Tu penses pouvoir faire une session le lundi et une autre le jeudi ? Ont peut garder le même prix pour le moment, vu que tu connais Emilie et tout. C'est tellement simple pour toi en plus, juste à côté de ton bureau. On peut dire 17h15 pendant une heure deux fois par semaine, oui ? Les lundis et jeudis…

Si je pouvais relever la tête, je ferais simplement un signe de tête, oui les lundis et les jeudis… si je pouvais parler, je lui ferais même suggérons les lundis, mercredis et vendredis… Mais Julien parle lui-même de cet arrangement maintenant, tout ce que j'ai à faire, c'est montrer une forme d'accord.
La tête toujours entre les genoux, je lève un bras maigre et moite devant le visage encore vacillant de Julien.

Pouces vers le haut. Oui, Julien, je vais le faire.

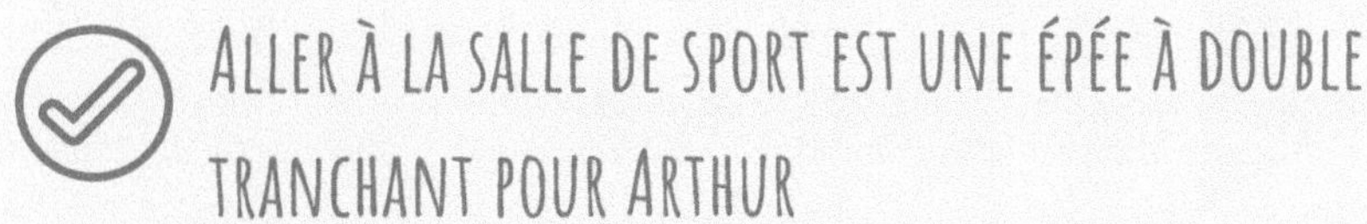

ALLER À LA SALLE DE SPORT EST UNE ÉPÉE À DOUBLE TRANCHANT POUR ARTHUR

Certes, le fait de faire de l'exercice en public est susceptible de déclencher des éléments d'anxiété sociale. Les salles de sport sont des endroits incroyablement compétitifs où les gens peuvent vous juger non seulement sur votre physique, mais aussi vos vêtements et votre apparence.

Mais l'exercice se révèle extrêmement important pour notre santé mentale. L'exercice améliore notre santé en réduisant la fatigue, en améliorant la concentration et en stimulant
nos fonction cognitive.

Il a été démontré que cela fonctionne à la fois pour prévenir l'apparition de l'anxiété (une étude a montré qu'un exercice vigoureux régulier réduisait les chances
de développer une dépression ou de l'anxiété de 25%) et dans le cadre d'une thérapie
pour traiter l'anxiété (bien que les effets puissent être temporaires chez certaines personnes,
marcher ou faire de l'exercice peut procurer plusieurs heures de soulagement, un peu comme prendre une aspirine pour le mal de tête).

L'exercice régulier peut également être bénéfique pour Arthur en créant une habitude positive lui permettant de se fixer des objectifs hebdomadaires en termes de sport et de prendre un passe-temps qui le place dans une situation sociale.

Il peut toujours utiliser un iPod pour écouter de la musique pour se distraire pendant qu'il fait de l'exercice, mais c'est un premier pas pour vaincre son isolement.

6 — RESTER SUR LA BONNE VOIE

SI LA MAISON EST DANS NOTRE COEUR, POURQUOI LA TÊTE D'ARTHUR N'EST-ELLE PAS DEDANS ?

Moins de 70 €. C'est ce que j'appel un bon plan. Je suis monté à bord du TGV à Paris gare de Lyon à 15h40 hier et 2 heures et cinq minutes plus tard, arrivé à Lyon. S'ensuit 30 minutes de train, tranquille, avec ma musique dans les oreilles.

Destination. Meximieux. Total voyage, deux heures et cinquante minutes.

3 heures sans avoir à s'inquiéter.

Aucune inquiétude à propos des délais, du rangement de l'appartement ou du choix des vêtements.
Ou bien d'être en retard ou avoir à acheter de la nourriture. 3 heures, à l'écart du monde. Pas besoin de parler à quelqu'un.

Pas besoin d'être n'importe qui. Pas besoin de s'inquiéter. Je sais maintenant que je suis inquiet à peu près tout le temps - c'est Emilie qui le dit. Typique d'elle vraiment - c'est la championne, juste pour le laisser tomber au milieu du café au travail.

Bien sur, je savais que j'étais anxieux, mais je pense que plus que d'être anxieux de faire des choses, j'étais vraiment anxieux que les gens se rendaient compte que j'étais inquiet de faire les choses.

Quand Emilie a juste laissé tomber entre deux gorgées de café - tu sais, Arthur, c'est bien d'être anxieux ; mais tu n'as pas à t'inquiéter tout le temps.

Ca m'a presque tué. Je pouvais sentir ma respiration s'accélérer, mon visage rougir et mon coeur battre.

Mais ensuite, elle a commencé à me parler de ses amis qui avaient une phobie sociale, comment ils en parlaient et s'entraidaient et comment je pouvais les contacter via Facebook.

Depuis un mois, Emilie et moi déjeunons ensemble presque tous les jours et elle écoute simplement tous mes folies et me dit ensuite toutes les choses folles que ses amis ont faites aussi. Je n'ai encore contacté aucun d'entre eux mais je pense que je le ferai… tout d'abord, je dois rentrer chez moi et faire face à ma famille.

C'était bien l'idée d'Emilie. Lui avouer que je suis inquiet socialement - ça semble bizarre. C'est "mettre une étiquette dessus" pour elle. Mais elle dit que je doit être ouvert à ce sujet - "portez-le comme un badge".

Et si je commence à parler aux gens, alors je dois le dire à ma famille. À Meximieux.

Pour le dire à ma famille, je m'inquiète beaucoup. De tout. À propos d'eux. À propos de moi. Et à propos de tout ce qui se trouve entre les deux.

Emilie a déclaré que cela ne prendrait que quelques heures pour aller là-bas - mais ensuite elle n'a pas été surprise que je n'aime pas les avions. Elle a dit que le voyage en train serait plus adapté pour moi.

Donne-moi le temps de réfléchir, lui dis-je. Elle a rit et dit quelque chose comme - tu n'as pas besoin de plus de temps pour réfléchir, Arthur !

Elle m'a imprimé toutes les informations sur le voyage directement.

Il y a de ça deux ans, j'avais pris l'avion - et c'était l'enfer. Tous confinés et à l'étroit avec toutes ces autres personnes. Il m'avais fallu environ une semaine pour gagner la confiance nécessaire pour me rendre à l'aéroport et faire face à toutes ces personnes autour et savoir où ils allaient et ce qu'ils faisaient. Et puis quand je suis finalement arrivé dans l'avion, j'étais pris en sandwich entre ces terribles obèses qui voulaient me parler… aagh! Terrible !

Je me suis promis de ne plus jamais monter dans un avion. Alors maintenant, je prend le train.

Au moins, ça me donne le temps de me préparer à affronter ma famille. Maman, papa, Louis et Agathe. Qu'est-ce que je vais leur dire ? Hé, devinez quoi, ton fils, ton frère est étrange !

Louis, le bon fils du milieu… est-il toujours marié à Sarah ?

Et la petite sœur Agathe, reste-elle toujours près du nid familial pendant qu'elle poursuit ses études d'assistante sociale ?

Et mon état. Comment leur parler de ce que je ressens ? Comment leur faire comprendre que je suis différent, mais que je ne veux pas être traité différemment ? Comment aborder le sujet sans attirer tous les stéréotypes qui viennent avec ? Ce n'est pas comme si j'étais dangereux, ou si je ne pouvais pas garder un emploi, prendre mes propres décisions ou prendre soin de moi-même.

Je suis parfaitement bien assis dans ce train en train de boire cette tasse de café et d'écouter ma musique, après tout. C'est juste que la vie me fait peur. C'est tout. La vie me fait peur… les gens, les situations, les informations, planifier des choses… tout me fait peur.

Ce café était une mauvaise idée. En plus du Coca, ça fait battre mon cœur. Je sais que c'est juste la caféine, mais maintenant il fait noir dehors et je peux voir mon reflet dans la fenêtre. Je peux voir que je commence à être agité. Et mon cœur bat de plus en plus vite… comme si j'avais une attaque de panique… comme quand j'étais dans le placard au travail…

J'ai encore 1 heure avant d'arriver à Lyon. Je ne peux pas la passer à transpirer et à avoir le visage rouge. Oui, je sais que je dois faire face à ma famille quand je serai à la maison. Mais j'ai encore plus d'une heure pour me préparer à cela. Juste parce que la caféine m'a rendu anxieux, il ne faut pas que je la laisse déclencher tout un tas d'autres inquiétudes. C'est. Seulement. Le café.

Ou est-ce la famille? Emilie avait raison, je dois leur parler. Leur dire pourquoi je suis de l'autre côté du pays depuis quatre mois et que j'ai à peine dit un mot. À peine un mail. À peine un SMS.

Comment puis-je leur dire que je voulais les fuir, mais en même temps leur faire savoir que je les aime toujours ?

Nous étions juste une famille ennuyeuse du sud-est de la France. Et je ne pourrai jamais transformer mes vieilles histoires de famille en odyssée incroyable. Mais ces vieilles histoires traînent encore dans ma tête tout de même et me rendent aussi anxieux que lorsqu'elles se sont déroulées.

Comme quand j'étais à l'anniversaire d'Agathe, lorsqu'elle avait huit ou neuf ans et que je ne voulais pas être avec toutes ces filles, parce que j'avais 15 ans. Mais maman m'a fait rester à la maison pour l'aider à servir la nourriture…

Et comme quand Louis m'a demandé de faire un discours quand il a épousé Sarah et que je ne voulais pas me lever au restaurant…

Et comme quand Papa m'a fait regarder le football et que je devais supporter l'équipe locale…

J'ai juste l'impression qu'il y a ce jugement constant sur qui je suis et ce que je fais. Comment puis-je expliquer que j'ai parcouru la France afin de télécharger des photos d'animaux domestiques sur une série de sites Web et de publier des magazines sur comment acheter des paniers de chien et des poteaux à gratter ?

Comment puis-je rivaliser avec un frère marié avec des jumeaux, et une sœur qui sauve le monde ?
Les lumières à l'extérieur doivent être Roanne. Cela signifie que nous sommes à quelques minutes au Nord de Lyon.

J'ai quelques minutes pour me préparer à revoir ma famille.

Et plus de café.

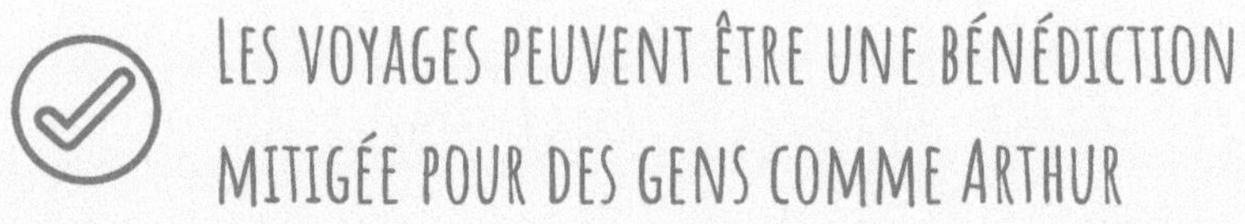

Les voyages peuvent être une bénédiction mitigée pour des gens comme Arthur

Certes, s'il n'a pas trop envie de monter dans un train, il peut s'attendre à se trouver
lui-même dans une situation relativement calme pendant une période donnée et avoir cette certitude peut être une bonne chose.

D'autre part - et c'est ce qu'Arthur semble expérimenter sur son voyage - cela lui donne le temps de s'attarder sur ses attentes (dans son cas, la famille). Ces attentes l'entraînent ensuite dans une spirale d'émotions : la honte, l'embarras et le sentiment d'être déficient - tout cela conduit
les personnes atteintes de phobie sociale à éviter les relations.

La spirale souligne également l'importance des préjugés en matière de santé mentale.

Il est tout aussi important pour Arthur de comprendre le danger de la stigmatisation (après tout, la peur d'être évalué négativement par les autres est au cœur de son anxiété).

Que la famille d'Arthur comprenne comment le soigner.

Du point de vue des symptômes physiques, il est intéressant de noter que les stimulants comme le café, que le corps reconnaît comme ayant les mêmes effets que les premiers signes des crises d'angoisse, peut induire d'autres symptômes d'anxiété - peut-être que la prochaine fois, il devrait s'en tenir à un milkshakes.

PAS DE COMBAT SUR LE PERRON

ARTHUR SE REND COMPTE QU'IL NE PEUT PAS CHOISIR SA FAMILLE, MAIS PEUT CHOISIR COMMENT IL LA TRAITE

Tout le monde m'attendais à la maison. Vraiment TOUT LE MONDE.

Agathe avait décidé qu'elle avait besoin de revenir à la maison, en compagnie de son nouveau petit ami barbu de la fac avec elle.

Ensuite, ils voulaient tous savoir : pourquoi j'étais venu par le train et non pas simplement par l'avion. Ils voulaient savoir pourquoi je ne venais pas du tout. Et où je vivais. Et ce que je faisais. Et si j'étais allé voir des concerts à Paris. Et si je connaissais mes voisins (papa). Et si je mangeais assez (maman). Et, bien sûr, pourquoi je n'avais pas appelé.

HEUREUSEMENT, ILS ÉTAIENT SI ABSORBÉS PAR LEURS QUESTIONS QU'ILS NE REMARQUAIENT PAS QUE JE NE RÉPONDAIS À AUCUNE D'ENTRE ELLES.

Et chaque fois qu'il y avait une accalmie, le petit amis hipster Will comblait les lacunes avec ses propres histoires sur Paris et ses restaurants préférés, ses bars et ses endroits pour se détendre ou se loger… Franchement, c'était terrifiant. Juste être assis là en sachant que dans une seconde j'allais devoir leur dire que je passais mes jours à trier des photos de chats et de chiens…

Louis et Sarah étaient sur le perron avec les jumeaux quand nous sommes entrés dans l'allée. Ils avaient Charles et Lisa, qui écrivaient BIENVENUE ARTHUR à la craie de couleur sur le trottoir.

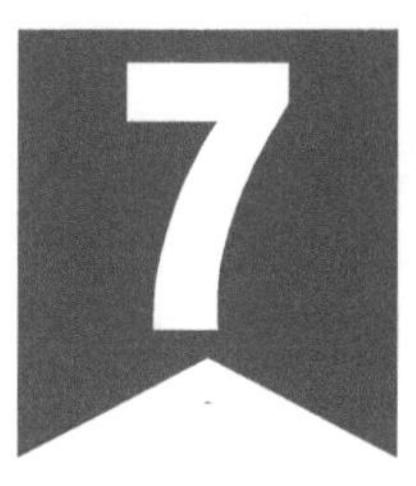

Sarah a toujours été artistique - les enfants de quatre ans doivent avoir eu ses gènes -
mais savait-elle déjà pour les chats et les chiens ? Est-ce qu'elle me taquinait ? Est-ce
que toute ma famille rigolait déjà parce que j'ai un travail minable à Paris ?

Nous étions donc neuf en tout. Neuf entassés dans la vieille maison familiale qui
donne sur le parc.

Et je suis l'intrus.

Maman a papa. Louis a Sarah. Charles et Lisa sont inséparables. Et même Agathe a
maintenant Will.

J'ai donc passé la plus grande partie de l'heure à décompresser à l'étage. Me
préparer à les affronter et à leur dire ce qu'Emilie et moi avions décidé… que j'avais
une phobie sociale et que j'allais avoir besoin d'aide pour vivre avec.

Cela ne fait que quatre mois que j'avais quitté la maison, mais elle semblait déjà
différente. Ma chambre était toujours ma chambre - je sais que mes vieux CD sont
dans une boîte en carton sans même regarder - mais il y a une nouvelle couette qui
couvre mon lit et le linge est tout doux et blanc. Et il n'y a pas de tas de vêtements
abandonnés sur le sol. Et l'ordinateur portable n'est pas allumé sur le bureau dans le
coin. Cela ne fait que quatre mois, mais maman et papa semblent avoir transformé
ma chambre en chambre d'amis.

Maintenant leur fils aîné a finalement quitté le nid familial.

Les magasins, les boulangeries et les petites usines étaient tellement désuètes avant
mon déménagement à Paris. À présent leur familiarité est vraiment accueillante. En
parcourant l'avenue Leclerc entre toutes ces petites entreprises - pas plus de deux
étages - je me suis rendu compte que la vie parmi tous ces immeubles à Paris est
tellement oppressant.

Donc, oui, ma chambre était maintenant une chambre d'amis pour les visiteurs.
Quatre mois et j'étais déjà un outsider parmi ma propre famille. Le fils aîné bizarre qui
a traversé le pays mais qui a au moins libéré sa chambre pour que nous puissions
avoir de vrais invités à la maison. Et maintenant je reviens pour quelques jours, et ils
invitent toute la famille pour me poser des questions encore et encore - ils ont même
un étranger dans la maison qui connaît Paris encore mieux que moi !

Alors je me sentais bien énervé quand je suis finalement descendu et que je trouvais tout le monde dans la cuisine regardant maman préparer le dîner et en essayant d'empêcher les deux enfants de quatre ans de causer trop de dommages en utilisant leurs craies préférées nouvellement trouvés pour dessiner sur les murs.

Et maintenant je suis coincé au milieu de tout ce monde. Je me sens vraiment stressé et je ne sais pas comment me glisser dans leurs conversations à propos de l'épluchage des pommes de terre, du glaçage d'un gâteau et du contrôle des enfants...

- Je suis juste très inquiet tout le temps…

ILS SE SONT TUS D'UN COUP. MON DIEU, ILS VONT PENSER QUE JE SUIS SI ENFANTIN.

C'est tout ce que j'essaie de faire. Je suis un échec à Paris et je propose des excuses.

Maman est restée là, un éplucheur de pommes de terre à la main, et Agathe et Sarah se tenaient juste à côté.

C'est Louis, toujours celui qui brise le silence avec le ton juste.

- Ouais, je suis tout le temps inquiet pour ta mère. Je pense que c'est pour ça qu'elle regarde mes relevé de compte quand j'ai le dos tourné !

- Non, je veux dire tout le temps. C'est comme si ma tête fonctionnait mal. C'est comme si je ne pouvais pas faire face aux gens. Je me dis que ça ne va pas à mon travail et que cela ne me dérange pas de passer mon temps seul. Mais je panique à propos de réunions, je panique à propos d'amis et je panique à l'idée de sortir, et je panique à l'idée de rester chez moi… et je panique à propos de vous tous. Je pense que quelque chose ne va pas chez moi - non, je sais que quelque chose ne va pas chez moi. Je ne voulais pas vous le dire - mais Emilie et moi parlions et elle a pensé que ce serait mieux si je revenais ici à Meximieux et vous disais tout ce que je ressentais. Je ne veux pas que vous vous sentiez désolé pour moi, que vous me chouchoutiez, que vous me fassiez déménager à la maison. Ou que vous me poussier à voir un thérapeute. Je veux juste que vous compreniez tous ce que je ressens et…

- Qui est Emilie et pourquoi lui parles-tu, et pas avec ta famille ?
Merci Agathe, enfonce moi encore plus, pourquoi pas. Je pensais que tu étais censée
être une assistante sociale en formation - la personne réfléchie et compréhensive de
la famille.

- Emilie est une collègue de travail. Quelqu'un à qui je peux parler. Elle est géniale,
elle me comprend vraiment. C'est elle qui m'a amené à rentrer à la maison en
premier lieu et elle qui m'a fait penser aux trains quand je suis devenu trop paniqué à
l'idée de prendre un avion. C'est elle qui m'a tout raconté sur la phobie sociale - elle a
un ami comme ça. Elle est plutôt cool. Elle agit comme si elle me comprenait et
m'aidait beaucoup au travail. Elle m'a même fait aller à la salle de sport…

- Tu fait du bodybuilding ? Tu vas pas commencer à porter des débardeurs et à
prendre des stéroïdes hein ?

- Non Louis, sois pas con. Mais ça m'aide à me sentir un peu mieux - et ça me donne
une routine. Et j'ai appelé cet entraîneur Julien qui estime que je suis assez bon dans
tous les domaines du cardio une fois que je me suis mis au travail et que je me suis
lancé…

MAMAN ME DONNA UN GROS CÂLIN TREMPÉ D'EAU ET DE POMMES DE TERRE EN AGITANT L'ÉPLUCHEUR DERRIÈRE MA TÊTE...

- Nous t'aimons tous chéri...

-… nous savions que partir à Paris était une mauvaise idée - c'est trop grand et tu ne
connaissais personne à part Suzie - et je parie que tu ne vois jamais ta tante, hein ?
Elle a toujours été trop occupée à penser à elle-même. Demandez à votre père, elle
n'a même pas envoyé de carte d'anniversaire à son propre frère cette année. N'a
même pas téléphoné. Pourquoi tu ne reviendrais pas ici où tu peux être avec nous
tous. Ensuite, on s'occupera de toi. C'est comme quand tu étais jeune, tu étais
toujours du type nerveux et n'aimais pas jouer avec les autres enfants - mais tu
étaient de nouveaux calme quand tu rentrais à la maison. C'est là que tu es le plus
heureux. Pourquoi tu ne reviendrais pas ici?

- Mais c'est exactement ça maman. Je sais ce qui me rend anxieux et je sais pourquoi je ne veux pas sortir et rencontrer des gens. Mais je ne peux pas l'éviter. Je ne peux pas arrêter d'essayer. Je ne peux pas abandonner mon travail. Je ne peux pas vous laisser tous me protéger contre
le monde extérieur.

- Est-ce pour ça que tu n'as jamais eu l'habitude de répondre au téléphone et pourquoi tu n'as jamais rejoint un groupe d'amis après l'école ?

- Oui, je pense que c'est pour ça, Papa.

- Et c'est pour ça que tu as fait toutes ces histoires quand je t'ai demandé de faire un discours à notre mariage?

- Oui, Louis. Je n'étais tout simplement pas capable de mettre un mot dessus. Mais maintenant que je connais la phobie sociale, il y a des forums qui lui sont consacrées en ligne et des sites Web où les gens en parlent et vous font savoir comment vivre avec elle.

- Je comprends tout à fait de quoi tu parles, Arthur. Nous avons deux mères des petits que je garde qui en parlent tout le temps.

Typique de Sarah, je sais pourquoi Tim l'a épousée - elle comprend toujours.

- L'une des autres mères est naturopathe et leur donne toujours des conseils sur les herbes qu'elles peuvent prendre pour aider à contrôler leur anxiété. Je crois qu'elle a dit que la réglisse était censée fonctionner mais je peux toujours le lui demander la semaine prochaine quand je la verrai. Mais je me souviens qu'une des mères qui a consulté un thérapeute a déclaré que le fait de parler de cela l'avait vraiment aidée.

- Je ne sais pas, Sarah. Je ne suis pas sûr d'être prêt à parler de tout cela avec un inconnu. Je veux dire que c'est assez dur de rentrer à la maison et parler à vous tous. Je ne pense pas que vous allez pouvoir me proposer un remède avec une baguette magique ou quelque chose du genre. Je pense juste que savoir pourrait vous aider à comprendre, pourquoi je fais ce que je fais…

- Ou ne fais pas ce que tu ne fais pas…

- Oui Louis.

- Nous allons tous t'aider, mais nous ne te pousserons jamais à faire quelque chose que tu ne voudras pas faire. Et ça ne nous dérange pas que tu parles à Emilie, pas vrai Agathe ? Et ça ne nous dérange pas que tu ai passé quatre mois à Paris sans nous donnez de nouvelles. Maintenant que nous en savons un peu plus sur ce que tu vis, téléphone plus souvent à ta mère et moi.

- D'accord papa. Et merci.

- Et assure-toi d'être mieux d'ici où Will et moi viendrons te rendre visite - Je pense qu'il y aura un concert en décembre le mois prochain et ce serai vraiment cool de t'emmener. Will a un ami qui est la soeur d'une fille qui jouait auparavant dans le groupe et qui peint maintenant de l'art moderne, ont devrait donc avoir des billets gratuits. Tu te souviens des Decemberists, n'est-ce pas ?

- Ca ne fais que quatre mois, Agathe, bien sûr que je me souviens d'eux.

JE VAIS RECEVOIR DE LA VISITE ! Rien que la pensée d'avoir des invités dans mon petit appartement me fait transpirer...

CA PEUT SEMBLER BANAL DE DIRE QU'ON NE CHOISIT PAS SA FAMILLE

Mais dans le cas d'Arthur, son tempérament naturel le distingue des autres membres de la famille plus extravertis, et peut éventuellement le faire sentir comme un outsider.

Du point de vue de la famille, il apparait que ses symptômes d'anxiété sont apparut dès le début de sa vie - comme ne pas rejoindre ses amis après l'école ou vouloir répondre au téléphone ou donner le discours de mariage de son frère. Mais sa famille, au lieu de le pousser vers une plus grande implication, a choisi de le protéger davantage.

Certes, l'inclination naturelle de sa mère à le ramener au confort de sa famille en réponse à l'apprentissage de son anxiété montre que sa réaction à la timidité précoce d'Arthur peut avoir
contribué à son anxiété sociale.

Du point de vue d'Arthur, cependant, celui-ci est confronté à différentes réponses à l'anxiété sociale - de la frustration de sa sœur à l'indifférence apparente de son frère et de son père, jusqu'à la compréhension de sa belle-sœur.

LE BUSINESS DU DIVERTISSEMENT

Arthur découvre que sa famille et ses amis ne se mélangent pas toujours bien

Depuis que je suis revenu de Meximieux, je redoute cet événement.

Je savais dès la première fois que Agathe m'a présenté Will et qu'il commençait à parler de Paris, qu'il allait falloir que je les supporte tous les deux.

Et maintenant, ils sont à moins d'une heure de route - et je ne l'ai pas encore dit à Emilie. Pourquoi devrais-je lui dire ? Qu'est-ce que la réceptionniste a à voir avec ma sœur et son petit ami ? Ce n'est pas comme si elle devait tenir un journal intime de qui passe la porte de chez moi.

Alors pourquoi suis-je paniqué à propos de quelque chose qui devrait être si simple?

Un SMS, ca le ferait. Ou quelque chose comme ça. Mais elle me détesterait que je la prévienne si tard, d'autant plus qu'il est évident que suis au courant depuis un certain temps - ce n'est pas comme si ma famille venait tous les samedis.

Pourquoi ne lui ai-je pas dit dès que j'ai découvert qu'ils venaient voir un groupe de Meximieux appelé Unknown Mortal Orchestre - Il s'est avéré que l'ancienne sœur du batteur des Decemberists ne pouvait pas obtenir de billets gratuits pour Will le mois dernier.

Ils ont donc annulé ce voyage seulement pour découvrir que le cousin de Will avait rencontré le guitariste du groupe de Unknown Mortal Orchestra lors d'un voyage en Nouvelle-Zélande et il avait promis de le faire participer à un spectacle quand ils seraient tous de retour en France.

Cela semble être une façon compliquée de mettre de l'ordre dans sa vie sociale - choisir au hasard de voyager à la promesse de billets gratuits - mais apparemment, c'est comme ça que Will et Agathe fonctionnent ces temps-ci. Ou du moins c'est ce que Will m'avait dit : "C'est comme ça qu'on fonctionne, mec."

En bref, mon plan à long terme pour enfin sortir un samedi avec Emilie a été ruiné. parce qu'un groupe peu connu de Meximieux joue un concert à Paris et que ma soeur hipster veut que je vienne.

Je dois dire à l'un d'eux que je ne peux pas les voir aujourd'hui - mais très probablement, ils ne vont pas me croire, ils vont penser que je les évite à cause de mon anxiété. Ne vous méprenez pas, je
préférerais rester à la maison et fouiner sur Internet pour essayer de découvrir qui est le diable Unknown Mortal Orchestra et qui parle sur le forum.

Mais je leur ai promis de venir. C'est totalement de ma faute… Je ne pouvais tout simplement pas dire non. Emilie a regardé ce que nous pourrions faire, ce qui ne serait pas trop dur pour moi depuis des lustres - et elle a été tellement, tellement douée pour me faciliter les choses au travail… ce samedi était censé être ce sur quoi nous travaillions.

Et puis Agathe m'a envoyé un texto mercredi pour me dire qu'elle partait ce matin et qu'elle allait passer la où je vivais, avant d'aller dans quelques-uns des bars préférés de Will pour finir dans une salle de concert. Elle ne m'a pas laissé d'option, elle a juste dit qu'elle serait chez moi avant 11h.

Je devais rencontrer Emilie devant mon immeuble à midi. Elle avait trouvé un guide pour une multitudes de choses gratuites que nous pourrions faire - chercher des perruches sauvages dans je ne sais plus quel cimetière, à quelques rues au sud de chez moi. Qui savait qu'il y avait des perroquets vivant près de chez moi à Paris ? Puis en direction de St Iréne pour voir toutes les installations artistiques.

Je sais ce que je préfère faire le plus. Emilie organise depuis des lustres cette sortie, essayant de déterminer ce que j'aime et d'organiser des choses qui ne me poussent pas trop loin de ma zone de confort. Agathe n'a rien fait du tout - elle vient de m'appeler et de me demandez ce que je faisais aujourd'hui.

Je ne voudrais avoir à affronter ni l'un ni l'autre. Ma seule ami à Paris contre ma seule soeur.

Je ne voudrais avoir à affronter ni l'un ni l'autre. Ma seule ami à Paris contre ma seule soeur.

Le simple fait de penser à devoir refuser l'un d'eux me fait rougir de sueur - et maintenant, mon estomac a de nouveau ce nœud, comme si j'avais trop bu de café. Tout ce que je voulais faire, c'était me coucher et laissez mon esprit courir.

Pourquoi ont-ils tous les deux décider aujourd'hui ?

Je ne peux pas les laisser se rencontrer et se parler, n'est-ce pas? C'est sûrement injuste - et de toute façon cela ne me ferait pas sentir mieux à ce sujet.

Non, cela doit être ma décision et je dois dire à l'un d'eux que je ne peux pas sortir avec aujourd'hui.

JE PEUX L'IMAGINER - MA VOIX TREMBLE ET MON COEUR S'EMBALLE. ILS SONT TOUS BOULEVERSÉS PAR CE QUE JE LES LAISSE TOMBER AUJOURD'HUI.

Ils ont élaboré tous ces plans et organisé leurs journées en fonction de ce que je faisais, mais maintenant je suis parti et je l'ai ruiné parce que je ne peux pas être honnête avec eux dès le début et dire que j'ai déjà organisé quelque chose d'autre à faire aujourd'hui.

Qu'est-ce que je préférerais faire? Passez la journée à boire dans les bars avec Agathe et Will ou faire le tour des parcs avec Emilie ? Je ne connais pas grand chose à propos de Unknown Mortal Orchestra - à part le guitariste néo-zélandais, ce qui est assez étrange, et Agathe dit qu'il vit avec une femme et une petite amie, comment diable fait-il pour prendre des décisions?!? - et je devrais passer toute la journée à rencontrer de nouvelles personnes, ce qui serait affreux, et je devrais parler avec Will, ce qui serait encore plus terrible… mais c'est ma sœur et elle s'attend à ce que je sorte avec elle aujourd'hui.

Non, c'est beaucoup plus logique de faire la journée que nous avions planifiée avec Emilie - et je sais qu'Emilie sait ce que je ressens et combien je suis anxieux.

De toute façon, toute la journée, elle veillera sur moi et me laissera partir à tout moment si tout devient trop dur. Mais comment vais-je dire à Agathe que je ne viens pas avec eux - ils penseront que je me comporte comme un petit enfant en les laissant faire tout ce chemin et leur dire que je ne sors pas pour jouer aujourd'hui. J'aimerais qu'Emilie soit là pour m'aider à leur expliquer. Elle sait quoi dire…

Dzzzzzzzzzzzzz-zzzz-zzzzzzzz….

Qu'est-ce que c'est que ça? Merde, c'est l'interphone - Je ne suis pas sûr de l'avoir entendu auparavant… Pourquoi l'aurais-je entendu? Avant, personne ne m'avait déjà rendu visite ici… merde, c'est Agathe et Will… Qu'est-ce que je devrais dire? Comment puis-je dire, non je ne sors pas pour jouer aujourd'hui ? Je suis un homme de 28 ans, nom de Dieu !

- Hé, c'est toi Agathe ?

- Oui et Will. Laisse-nous monter, je veux voir ton appartement et nous partons pour faire la FEEEETE ! Allez, ouvre la porte.

- Bien sur. En haut des escaliers. Je suis au premier étage.

Je n'ai rien à leur offrir… juste une tisane qu'Emilie m'a dit d'acheter…

- C'est d'Afrique et ça t'aidera à dormir, c'est ce qu'elle a dit. Agathe et Will sont-ils du genre à en boire ? Thé ? Je devrai peut-être mettre une casserole d'eau sur la cuisinière pour pouvoir leur offrir quelque chose… non, ce sont plutôt des buveurs de café, n'est-ce pas? Personne ne boit de thé, encore moins si c'est un hipster… ils boivent tous du café. Pourquoi n'ai-je pas acheté de café ? Tout le monde boit du café et j'ai des herbes africaines dans un sac en papier brun…

- Si, j'adore cet endroit! Et la rue est tellement, alors… Paris ! Est-ce que Suzie t'a appelé ? Tu sais qu'elle a appelé papa quand elle a appris que Will et moi venions et que nous allions la voir cet après-midi également… n'est-ce pas cool ? Je n'ai pas vu tante Suzie depuis des années… tu la vois beaucoup? Je suppose que tu es vraiment occupé au travail mais … Allez, viens et donne-moi un câlin, cet appartement est top ! Pas vrai Will ?

- Oui bébé. Hey mec, Chris et Paulo m'ont dit de te passer le bonjour et de te donner ça….

(Chris et Paulo, qui diable c'est ? Merde, il veut dire maman et papa ! Je ne peux pas passer une journée avec eux. Ils vont me rendre fou. Qu'est-ce qu'il m'a donné ? Une boîte ouverte.

Ah, des cookies ! Maman m'a envoyé une boîte de biscuits faits maison !

- Ce sont des biscuits, mec.

- Hé, si… tu sais que je suis désolé de te le dire à la dernière minute mais nous ne pourrons pas rester ici ce soir…

(Je n'y avais même pas pensé - bon sang, pensaient-ils rester ici? Où ? Il y avait le canapé… Je n'avais même pas envisagé qu'ils allaient dormir dans mon appartement…)

-… cet ami de Will nous a invités à l'après-concert, et a dit que nous pouvons rester si on voulait. Ca te dérange pas ? Bien sûr, t'es aussi invités, mais je pensais, avec ton anxiété et tes problèmes, que tu voudrais peut être pas faire la fête toute la nuit. J'arrive pas à imaginer, on est à Paris ! C'est trop cool ! Pas vrai Will ? Regarde, on est à Paris, on va voir un groupe de Meximieux et on a des invitations après la fête et on sort déjà toute la journée… c'est trop cool !

Que dirait Emilie ? Comment puis-je dire à Agathe que je ne peux pas sortir avec elle pour faire la fête toute la journée… ça me parait épouvantable… et terrifiant. Allez Emilie, pourquoi ne viens-tu pas me sortir de là ?

- Tu veux une tasse de tisane ?

- Quoi ? Thé aux herbes ? Non… nous allons faire la feeeeeete ! Aller va mettre un manteau et allons-y ! Will, t'a pas dit qu'on allait dans un bar avec la vieille équipe de Meximieux ? Aller aller aller !

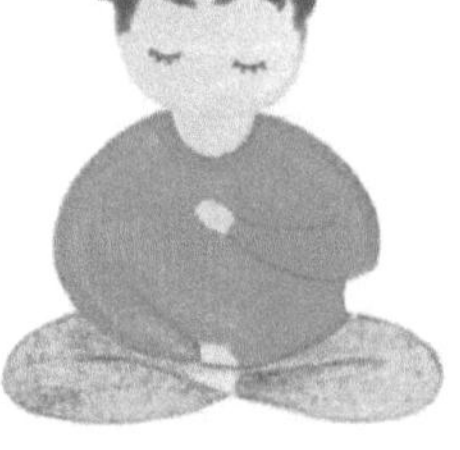

MON DIEU, JE VAIS DEVOIR LE FAIRE MOI-MÊME. ILS DOIVENT DÉJÀ ÊTRE CAPABLE DE ME VOIR ROUGIR.

Aaargh, ils doivent penser que je suis un cinglé complet, debout dans mon appartement, tout rouge en sueur et tremblant… Juste dis-le. Allez, Arthur. Dit-leur simplement que tu ne peux pas sortir. Il suffit de sortir les mots.

- Désolé tout les deux, je ne sors pas aujourd'hui…

- Mec quoi? Mais il y a tous ces gens de Meximieux ici…

- Maintenant viens, Arthur. Nous sommes venus ici pour te voir et te faire sortir - rappel toi que tu ne sort jamais car tu es anxieux et tout. Eh bien, on est là pour t'accompagner et te faire passer un bon moment…Je suis ici pour prendre soin de toi aujourd'hui et te faire sortir à Paris… PARIIIIIIS ! Aller c'est partiiiiii

- D-d-d-désolé Agathe. C'est juste que j'ai autre chose aujourd'hui… Je l'organise depuis des lustres. Je sais que vous avez parcouru des kilomètres pour me voir…

- Je ne te crois pas. Quels autres projets tu as alors ? Il est temps que tu réalises que tu vis dans une ville animée par la fête et que tu sortes enfin pour l'apprécier.

- C'est justement ça, Agathe. Je sais que c'est Paris, mais je ne peux pas faire face à tous ces bars et rencontrer tous tes amis et bavarder dans des endroits où je ne peux pas entendre ce que les gens disent. C'est pourquoi Emilie et moi sortons aujourd'hui - nous allons dans des endroits où elle pense que je peux être à l'aise, dans des endroits qui ne seront pas fermés, des endroits à l'extérieur, où nous pourrons marcher. Ont l'a planifié depuis des semaines…Je suis désolé. Je ne peux tout simplement pas y aller. Je suis désolé, Agathe.

- Mec, tu aurais juste dû nous dire que t'avais un rendez-vous avec cette nana Emilie ! C'est cool… Tu as qu'à nous envoyer un texto pour nous dire ou vous serez, et peut être que plus tard dans la soirée, on pourra la rencontrer. Mec, si t'a un rencard, c'est totalement cool. Agathe, on pourra peut être les voir plus tard… si ils veulent bien.

- Emilie ! Tu nous as parlé d'elle la dernière fois ! C'est un rencard ? Hé, grand frère, c'est trop cool ! C'est quand ? Pourquoi tu l'emmènerai pas chez tante Suzy cette aprem ?

Attends que maman et papa entendent parler de ça ! Ils seront ravis !

- Ce n'est pas un rendez-vous, Agathe. C'est juste une journée…

- Peu importe, si !

- De toute façon, elle sera bientôt là et je dois être en bas pour la rencontrer. Je vais lui faire savoir que vous voulez la voir.

- Peu importe ! Laisse-nous la rencontrer avant que nous partions… avant la fin de ton rencard !

- Ce n'est pas un rendez-vous. Je vous ai dit que ce n'est pas un rendez-vous !
(Ce n'est pas un rencard, si ? C'est une journée. Ce n'est pas un rencard. C'est un rencard ?).

# L'ÉVITEMENT D'ARTHUR ET SON MANQUE D'AFFIRMATION DE SOI A CRÉÉ UN EXEMPLE CLASSIQUE DE LA FAÇON DONT L'ANXIÉTÉ PEUT PROVOQUER DE L'INACTION POUR EMPÊCHER DE PRENDRE UNE MAUVAISE DÉCISION

L'évitement et l'anxiété sont souvent les deux faces d'une même pièce et Arthur affiche le symptômes de quelqu'un qui n'aime pas dire non à personne, et qui est excessivement sensible aux autres, et s'inquiète de laisser tomber les gens, ce qui crée ensuite une anxiété supplémentaire pour prendre une décision.

Arthur doit comprendre que beaucoup de ces traits de caractère sont une bonne chose - ils montrent combien il valorise son amitié avec Emilie et son amour pour sa sœur unique (bien qu'une sœur qui ne comprend clairement pas la causes de l'anxiété d'Arthur !).

Mais quand il les laissent échapper à tout contrôle, ils aggravent sa timidité et peuvent le conduire à des stratégies d'évitement.

Emilie et Agathe veulent toutes les deux qu'Arthur passe un bon moment - et ça en dit long qu'Agathe soit heureuse pour lui de passer la journée avec Emilie, une fois qu'elle comprend à quel point des efforts ont été déployés pour planifier la sortie. Si Arthur avait été plus attentif à leurs intentions dès le début, il n'aurait peut-être pas été aussi anxieux à devoir leur dire non.

ARTHUR RÉFLÉCHIT À SON ESPRIT - ET DÉCOUVRE QUE JULIEN PEUT ÊTRE PLUS QU'UN SIMPLE ENTRAÎNEUR

- Alors Emilie a dit que vous étiez sortie ensemble samedi dernier. Mec, c'est du bon travail, là. Tu sais qu'elle vient ici pour se muscler et je lui dis toujours qu'elle devrait vraiment travailler - tu sais ce que je veux dire, gagner du poids et travailler certaines de ces machines ici. Je ne comprends pas pourquoi elle ne veut pas s'impliquer davantage. Elle s'entraine pas comme toi tu t'entraines, hein ?

 Alors ou est ce que tu l'as amené samedi ? Au parc Monceau ? C'est là où toutes les jeunes familles traînent, j'ai fréquenté une nana là-bas une fois qui dirigeait un studio de danse… elle était vraiment cool, nous avions l'habitude de passer du temps dans ce bar et il y avait une salle de concert en plein air juste à côté… elle était une danseuse plutôt bonne - vraiment en forme, vraiment tonique…

Hey mec, ça va toujours ? Aller sort de ce tapis roulant, je vais te montrer quelque chose qui va faire une vrai différence pour toi. Si tu veux passer du temps avec la petite Emilie, tu vas devoir monter d'un cran si tu vois ce que je veux dire.

Allez, passons à cette presse poitrine, nous allons travailler le haut du corps et obtenir une largeur d'épaule dont tu pourras être fière. Si tu veux être compatible avec Emilie, tu vas devoir commencer à utiliser quelques poids supplémentaires et à devenir un peu plus gros, je pense…

Je dois m'asseoir car ma tête tourne après cette course… Julien avait relevé la machine plus que d'habitude. Mon Dieu, ça fait mal. Je peux voir des étoiles.

Pourquoi essaie-t-il toujours de me faire mal quand je viens ici ? Et pourquoi pense-t-il qu'Emilie et moi sortons ensemble ?

Besoin de reprendre mon souffle avant que je commence sur ses machines. Elles ressemblent à des machines de tortures.

- Tu ne sors pas avec elle ? Bien sûr, tu traînes avec elle. Emilie a dit qu'elle avait passé le samedi avec toi quand je l'ai vue hier, personne ne passe un samedi avec quelqu'un et n'appel pas ça «traîner». C'est pas comme si j'avais dit que tu vous sortiez ensemble… ou est-ce que vous sortez ensemble ? Est-ce que c'est ça ? Vous êtes déjà en couple ?

- Non, nous sommes simplement allés voir des perroquets dans un cimetière, puis on s'est baladé vers Saint Irène. Ca m'a détendu.

En fait, ça m'a beaucoup aidé à me détendre. Ce fut une belle journée pour commencer. Ca semble un peu glauque, mais j'ai assez aimé marcher autour de toutes ces tombes et les observant - certaines d'entre elles étaient tellement grandioses.

Comme dirait Agathe, vous n'avez pas plus parisien que ça. Et c'était assez cool de voir ces perruches sur la porte du cimetière gothique - on les appelle des perroquets moine, selon quelqu'un qui prenait des photos d'eux, ce qui est assez logique pour des perroquets qui traînent autour d'un site religieux ! Je n'arrive pas à croire que je suis ici depuis six mois et que c'est la première fois que je sors et regarde quoi que ce soit. Je me rends compte seulement maintenant qu'Emilie m'a fait visiter un peu - et me fait voir Julien deux fois par semaine. Ca aide aussi - avoir une routine.

- Je n'ai pas encore été vers Saint Irène, mais les gens disent que c'est vraiment beau. Et c'est censé être un endroit romantique pour sortir, hein? Tu es resté longtemps ?

- Non, je devais rentrer…

Mensonge. Il y avait juste trop de monde et j'ai paniqué un peu. Bon d'accord, j'ai paniqué beaucoup. Ensuite Emilie a dû m'emmener quelque part pour m'asseoir. Ce qui signifie que nous ne sommes pas allés retrouver Agathe et Will et tante Suzie, ce qui voulait dire qu'au moment où je rentrais à l'appartement, j'étais assez nerveux et je voulais juste rentrer chez moi. C'était une bonne journée mais je l'ai gâchée à la fin. Emilie a dit au travail que ça ne faisait rien et qu'elle avait passé une bonne journée, mais je pense toujours que j'ai échoué.

Puis j'ai fini par regarder TF1 pendant des heures à cause de ce tremblement de terre et je me sentais tellement mal pour toutes les personnes qui sont mortes ou ont perdu leur maison. Puis entre les images du tremblement de terre, il y avait toutes ces autres histoires de personnes essayant de fuir l'Afrique pour se rendre en Europe ou d'essayer de sortir d'Asie avant d'être coincé au beau milieu de l'océan...

C'EST TELLEMENT, TELLEMENT SINISTRE DANS LE MONDE. JE NE SAIS PAS POURQUOI JE REGARDE LES INFOS.

Je pense que nous avons toujours appris à faire attention au monde et que, d'une manière ou d'une autre, cela fait de nous des gens meilleurs, mais en fait ça me rend juste déprimé et anxieux. Je sais au fond de moi que je suis vraiment chanceux parce que nous n'avons pas de tremblement de terre ici et je ne risquerais probablement jamais de fuir le pays à bord d'un vieux bateau de pêche.

- T'a déjà faite cette machine ? Non... je crois pas. Allez tu vas te déchirer pour Emilie ! Ha ! Juste plante tes pieds, place toi sur la plaque de base en bas et appuie vers l'avant pour placer tes poids au niveau de tes épaules. Ne touche pas les poignées arrière, laisse tes jambes supporter le poids.

Maintenant, élève tes coudes au niveau de tes épaules et pousse. Parfait. Maintenant, ramène la barre au niveau de ta poitrine - ne verrouille pas tes coudes. N'oublie pas de respirer, Arthur.

Et pousse à nouveau. Parfait. Et en arrière, au niveau de ta poitrine. Bon, on va mettre des poids maintenant ! Pas trop pour commencer, mais on va augmenter au fur et à mesure.

- C'est sans espoir.

- Ce n'est pas sans espoir. Ca prend juste du temps, tu ne peux pas t'attendre à développer du muscle tout de suite, tu as prouvé que tu étais capable de rester en forme avec le cardio, il ne te reste plus qu'à travailler pour prendre un peu plus de muscle…

- Non, pas la machine. Tout le reste. Tous les tremblements de terre et les gens qui doivent fuir leur pays.

Je pensais qu'à 28 ans, j'aurais une femme, des enfants et je ne me soucierais pas du monde. Je pensais avoir un monde à moi, mais je viens de regarder le monde entier et cela ressemble au chaos. C'est tout un échec. Moi et le monde entier.

- Eh, Arthur, tu sors ça d'ou ? Tu penses vraiment à ça quand tu fais du cardio ? T'as l'air tellement concentré. Ne regarde pas les infos ! Tout ce qu'ils font, c'est de vous montrer les choses vraiment mauvaises - toutes les guerres et les désastres … En tout cas, c'est comme mon grand père disait : tu ne peux pas le contrôler, alors qu'est ce que tu peux faire ? Rien ! Et il a vécu jusqu'à ses 93 ans. Et il n'a pas regardé les nouvelles une seule fois !

- Mais c'est important. C'est mon avenir et notre avenir. Si je ne peux pas réussir à avoir une femme et des enfants, et un bon travail. Et si certains pays à l'étranger ne peuvent empêcher les gens de sauter sur des bateaux qui ne flotteront pas. Et si nous ne pouvons pas prédire quand un énorme tremblement de terre va anéantir toute une ville. Ne sommes-nous pas tous en train d'échouer ?

- Mec, tu as une vision super sombre. T'es concentré sur tout ce qui ne va pas. Tu dois avoir un peu de recul.

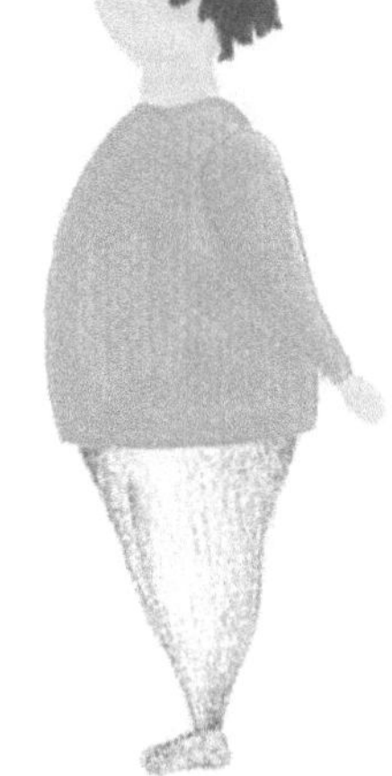

Ca sera certainement rentable à long terme. L'anxiété d'Arthur alors qu'il faisait son sport cette fois provient à l'origine du rappel de sa sortie avec Emilie (bien que la première moitié de la journée s'est bien passée), surement aggravée par son exposition à regarder les informations.

Il existe des recherches qui montrent comment les informations peuvent agir en tant que filtres cognitifs négatifs, ce qui signifie qu'Arthur devrait apprendre comment se protéger des influences extérieurs, avec par exemple des techniques de pleine conscience.

SIMON SE REND COMPTE QU'IL Y A DES OBJECTIFS DANS LA VIE QU'ON NE PEUT ÉVITER

Quels sont mes objectifs?

Cela semble être une question très simple quand elle est écrite en haut d'une feuille A4.

Greg est censé s'asseoir avec moi et parler de ma performance au cours de mes six premiers mois, mais j'ai eu du mal à remplir tout ce questionnaire sur ce que je fais, pourquoi je le fais, si ça me plais et - question terrifiante - comment je veux évoluer dans l'entreprise ?

La plupart du temps, je veux aller à la réception pour pouvoir parler à Emilie.

De toute façon, Greg ne m'est plus d'aucune aide - depuis son retour du Belize, il ne parle plus que de déménager en Amérique du Sud pour s'occuper des paresseux, des jaguars ou des mangeurs de fourmis. Il pense être le genre qui pourrait gagner Survivor - alors qu'en fait, c'est le genre de personne qui ne sait pas aller dans la jungle sans son macchiato du matin. Et de toute façon, Greg m'a appris tout ce dont j'avais besoin.

Je connais les sites Web d'images de stock par coeur. Besoin d'un épagneul qui a l'air de sourire ? Pas de soucis…Besoin d'un chat des forêts norvégiennes portant un bonnet de Noel ? Aucun problème ! Besoin d'une illustration pour un article intitulé «43 preuves que votre animal de compagnie vous fait grossir »- ce sera la photo du Labrador portant un panier de bagels !

Je sais que mon angoisse affecte la façon dont je me comporte au bureau.

Je veux dire, je ne sors avec aucun de mes collègues lors de leurs promenades à l'heure du déjeuner ou de leurs apéritifs du vendredi après le travail, et je suis assez calme en ce qui concerne les réunions - mais cela ne signifie pas que je ne comprends pas tout à fait ce que je suis censé faire minute par minute et heure par heure.

Alors, bien sûr, M. Boivin. Mon objectif est de posséder le monde des images d'animaux fantastiques. Je veux être le gars idéal pour toute votre écurie de magazines. Devrais-je écrire cela ? Je ne suis pas sûr que le sarcasme se fera ressentir - et Greg ne l'aurai certainement pas compris. Il va juste penser que je suis en train d'essayer d'empiéter sur son poste de chercheur en images.

Emilie me dit toujours que je dois me fixer de petites tâches, puis les cocher et me récompenser moi-même quand je fais quelque chose. Peut-être que je devrais viser un peu plus haut et créer un bilan annuel pour vivre à Paris. Après tout, je me suis enfui ici pour me cacher de ma famille, puis je me suis fié à Suzie pour me trouver un emploi, et Greg pour m'aider à m'installer dans ce travail, et Emilie pour que je m'installe dans la ville… tout ce que j'ai fait jusqu'à présent, c'est de compter sur les gens pour vivre ma vie. Peut-être qu'il est temps d'établir quelques objectifs pour moi-même.

Alors par où dois-je commencer avec tout ça… il reste encore ce pommeau de douche qui doit être débloquée…Alors je commence ce plan pour le reste de ma vie en débloquant une douche. Cela semble un peut pitoyable, n'est-ce pas?

Ne devrais-je pas viser le summum - quel est mon objectif pour atteindre l'Everest ? Une grande maison au bord d'un lac dans le nord de Paris avec une femme musicienne et une série de romans publiés .. ? Est-ce que c'est ça ? Est-ce ce que je veux ? Mais comment puis-je prendre une grande maison quand je ne gagne presque rien au comptoir d'images d'une maison d'édition à deux balles.. ?

Comment puis-je obtenir une épouse musicienne quand je suis coincé dans des forums parce que je ne peux pas sortir seul ? Comment publier un roman quand je n'ai aucune expérience de la vie en dehors des paroles de chansons et de trois décennies de vie avec mes parents dans une ferme et ensuite dans la banlieue de Meximieux ? Comment puis-je atteindre des objectifs, quand je ne peux même pas répondre au téléphone, et que ma seule chance de sortir un jour de congé est de téléphoner à Emilie pour savoir si elle est prête à faire du babysitting, c'est à dire me promener dans les cimetières et les parcs ? C'est ridicule.

J'AI COMMENCÉ PAR VOULOIR RÉPARER LA DOUCHE ET MAINTENANT JE PLANIFIE TOUTE MA VIE.

Comment je commence ça ? Pourquoi je n'écris pas ce que j'ai déjà accompli… parce que j'ai déménagé à Paris, j'ai un travail… et un appartement, j'ai rejoint une salle de sport et je suis sorti une fois… Comment puis-je en tirer parti ?

Je devrais les classer dans des catégories, je pense…

Carrière : c'est le travail, cocher ; Santé : c'est la salle de sport, deux fois par semaine, cocher. Et pour les sorties ? Est-ce que j'appelle cela le style de vie ou les relations ? Le style de vie, je pense - alors je peux mettre une croix à côté et laisser les relations pour plus tard - ce sera plus difficile.

Et déménager à Paris ? C'est définitivement dans mode de vie aussi - ça fait deux sous catégories !

Maintenant, qu'est-ce que Julien et Emilie ont dit à propos de la fixation d'objectifs ?

Julien en était très certain   ils doivent être spécifiques et ils doivent être réalisables Comme ses répétitions sur cette horrible machine - prenez un poids, faire 12 répétitions, pause. Faire 12 de plus. Et puis une troisième série. Dans quelques semaines, vous allez augmenter votre poids. C'est votre objectif.

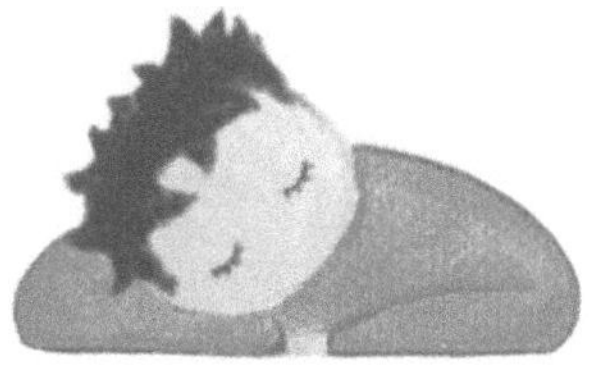

Alors, comment puis-je faire avec ces listes ? J'ai encore besoin d'écrire quelque chose sous Relations… Peut-être que je devrais commencer par ma famille - je sais qu'ils sont toujours la à Meximieux. Je devrais les appeler plus souvent… Alors peut-être que je devrais me fixer comme objectif de les appelez chaque semaine. Chaque semaine ! Non, c'est ridicule. Je n'aurais plus rien à dire après une semaine - peut-être une fois par mois ? Mais ça fait pas beaucoup… peut-être une fois tous les quinze jours. Un dimanche soir. Créer une routine. N'est-ce pas ce qu'Emilie dit ?

Crée des routines et tu commenceras à t'habituer à faire des choses qui te rendaient anxieux avant.

Je suppose que ça a fonctionné avec la salle de sport - je vais bien maintenant tant que je me concentre sur ce que Julien me dit de faire. Alors peut-être que je devrais faire la même chose pour contacter maman et papa. Je vais peut-être leur envoyer un texto maintenant pour leur faire savoir que je téléphonerai ce dimanche soir à six heures. Je leur ferai savoir que je vais rappeler dans deux semaines lorsque je leur parlerai dimanche. Et puis, je peux toujours leur parler des perruches dans le cimetière.

C'est un objectif. Sous relations. Peut-être que je devrais mettre quelque chose à propos d'Emilie aussi dans les relations - non, c'est trop dur. Je ne veux pas avoir à régler ça, pas tout de suite.

Retournons à Carrière. Où vais-je avec Katzen Doorg? J'aime écrire ces légendes… mais juste dépenser ma journée à chercher des photos, c'est bof. Peut-être que je pourrais demander à M. Boivin si je pourrais écrire un article? Il est pas si difficile de trouver «23 façons de décorer votre litière à chat» - et je sais déjà quelles photos utiliser. Peut-être que je devrais juste lui demander… est-ce le but, lui demander ? Ca semble pas énorme.

Je devrais peut-être écrire un article à la maison et le lui montrer. Prouvez que je peux écrire. Ca peut être ma première étape pour devenir un auteur publié et vivre dans le nord de Paris !

Maintenant, j'ai besoin de quelque chose d'autre pour ma santé. Je suppose que je devrais penser à aller à la salle de sport plus souvent, ou peut-être commencer à courir. Courir cependant, je ne pense pas que je veux courir près du travail… c'est trop occupé. Peut-être que je demanderai à Julien s'il pense que je devrais aller à la salle trois fois par semaine ? C'est un objectif. Et peut-être que je pourrais courir un samedi matin près de l'appartement - il y a toujours le cimetière, c'est un endroit cool et j'aimais bien le visiter, et c'est à seulement quelques pâtés de maisons d'ici. C'est un objectif, aller courir tous les samedis matins.

Je suis sur une lancée maintenant. Et après ? Peut-être que je devrais économiser pour des vacances ? Aller à l'un de ces festivals de musique… Je pourrais demander à Emilie si elle veut venir.

Mais si elle dit non? Pourquoi ça revient toujours à Emilie ? Comment puis-je définir un objectif à propos d'elle ? C'est trop difficile pour le moment. J'aurai besoin d'un peu plus d'aide avant d'atteindre cet objectif.

C'est une bonne décision de la part d'Arthur car cela lui permet de créer deux ensembles d'objectifs - un ensemble lié à la lutte contre son anxiété et un autre ensemble qui lui permet de
prendre des décisions qui ne sont pas liées à l'anxiété.

S'il souhaite également définir ses objectifs pour l'aider à gérer spécifiquement son anxiété, il est important qu'il s'en tient à quelques règles de base :

• Assurez-vous qu'ils soient réalistes
• Donnez-leur des paramètres spécifiques - donnez-vous des délais et des résultats quantifiables
• Ne les faites pas trop grand - s'ils peuvent être segmentés, foncez, c'est bien plus facile de commencer petit et d'être patient plutôt que d'avoir une approche en tout ou rien.

TROP ANXIEUX ? ALORS RIGOLEZ UN COUP !

Si vous êtes phobique social, alors vous allez sans aucun doute vous reconnaitre dans les situations à venir…

Honnêtement, j'ai lâché quelque petits sourire en rédigeant cette partie. Par ce que je me reconnais pleinement dans ce qui va suivre, et que pour une fois, voila un passage abordant le sujet sur un ton un peut plus léger que d'habitude.

Alors régalez vous !

VOUS SAVEZ QUE VOUS ÊTES PHOBIQUE SOCIAL QUAND…

Vous commandez toujours des articles sur Internet et vous les faites livrer parce que vous détestez les magasins.

Puis vous êtes trop effrayé pour répondre à la porte pour votre colis, vous le laissez donc aller chez vos voisins.

Vous avez trop peur pour allez chercher le colis qui a été laissé à vos voisins, parce que vous avez trop peur pour frapper à leur porte.

Vous commandez un verre ou un repas que vous ne voulez pas vraiment dans un restaurant, parce que vous ne voulez déranger personne en regardant le menu correctement.

On vous parle à chaque fois que vous essayez de commencer la même phrase, alors vous abandonnez.

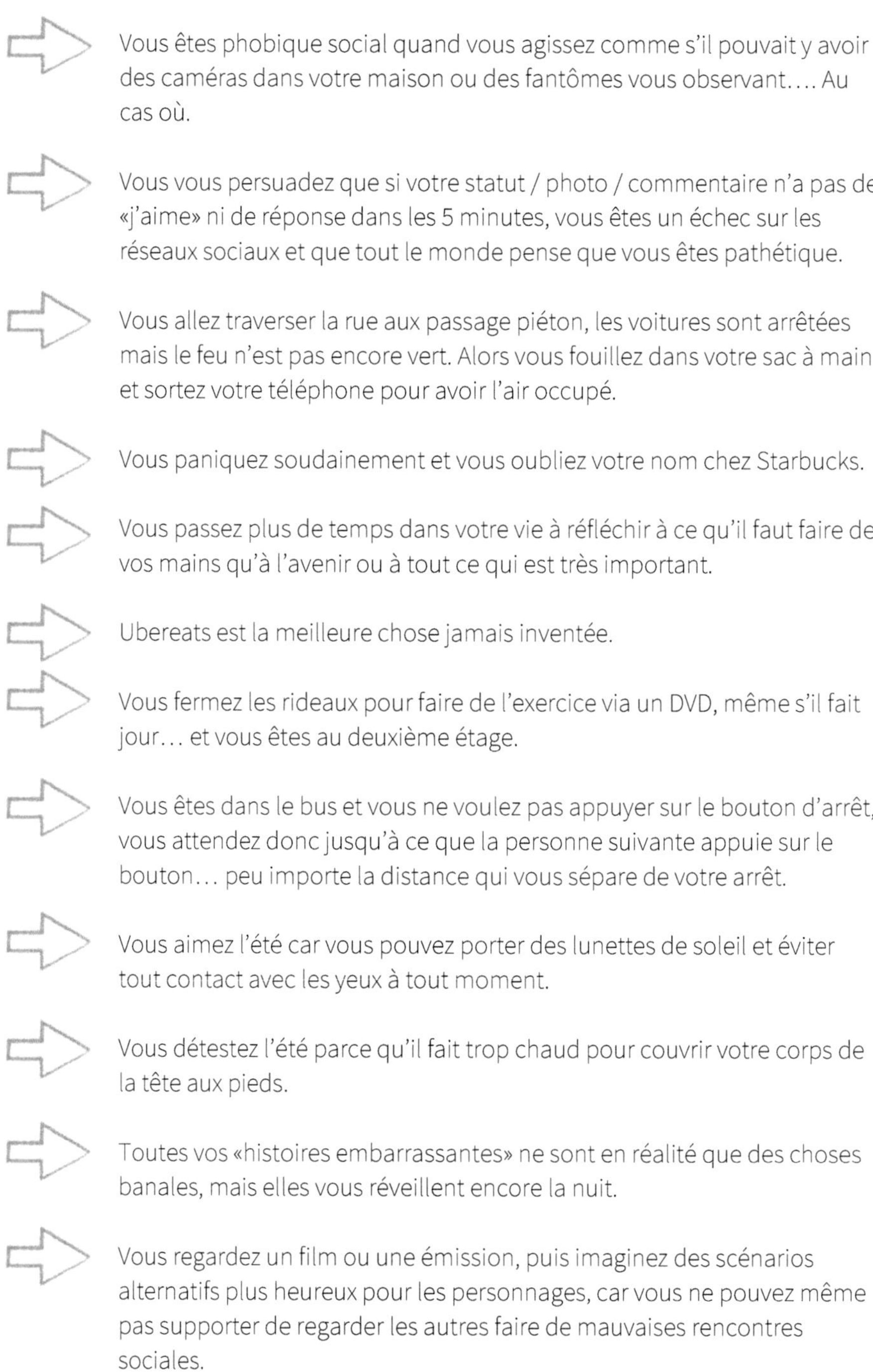

Vous êtes phobique social quand vous agissez comme s'il pouvait y avoir des caméras dans votre maison ou des fantômes vous observant…. Au cas où.

Vous vous persuadez que si votre statut / photo / commentaire n'a pas de «j'aime» ni de réponse dans les 5 minutes, vous êtes un échec sur les réseaux sociaux et que tout le monde pense que vous êtes pathétique.

Vous allez traverser la rue aux passage piéton, les voitures sont arrêtées mais le feu n'est pas encore vert. Alors vous fouillez dans votre sac à main et sortez votre téléphone pour avoir l'air occupé.

Vous paniquez soudainement et vous oubliez votre nom chez Starbucks.

Vous passez plus de temps dans votre vie à réfléchir à ce qu'il faut faire de vos mains qu'à l'avenir ou à tout ce qui est très important.

Ubereats est la meilleure chose jamais inventée.

Vous fermez les rideaux pour faire de l'exercice via un DVD, même s'il fait jour… et vous êtes au deuxième étage.

Vous êtes dans le bus et vous ne voulez pas appuyer sur le bouton d'arrêt, vous attendez donc jusqu'à ce que la personne suivante appuie sur le bouton… peu importe la distance qui vous sépare de votre arrêt.

Vous aimez l'été car vous pouvez porter des lunettes de soleil et éviter tout contact avec les yeux à tout moment.

Vous détestez l'été parce qu'il fait trop chaud pour couvrir votre corps de la tête aux pieds.

Toutes vos «histoires embarrassantes» ne sont en réalité que des choses banales, mais elles vous réveillent encore la nuit.

Vous regardez un film ou une émission, puis imaginez des scénarios alternatifs plus heureux pour les personnages, car vous ne pouvez même pas supporter de regarder les autres faire de mauvaises rencontres sociales.

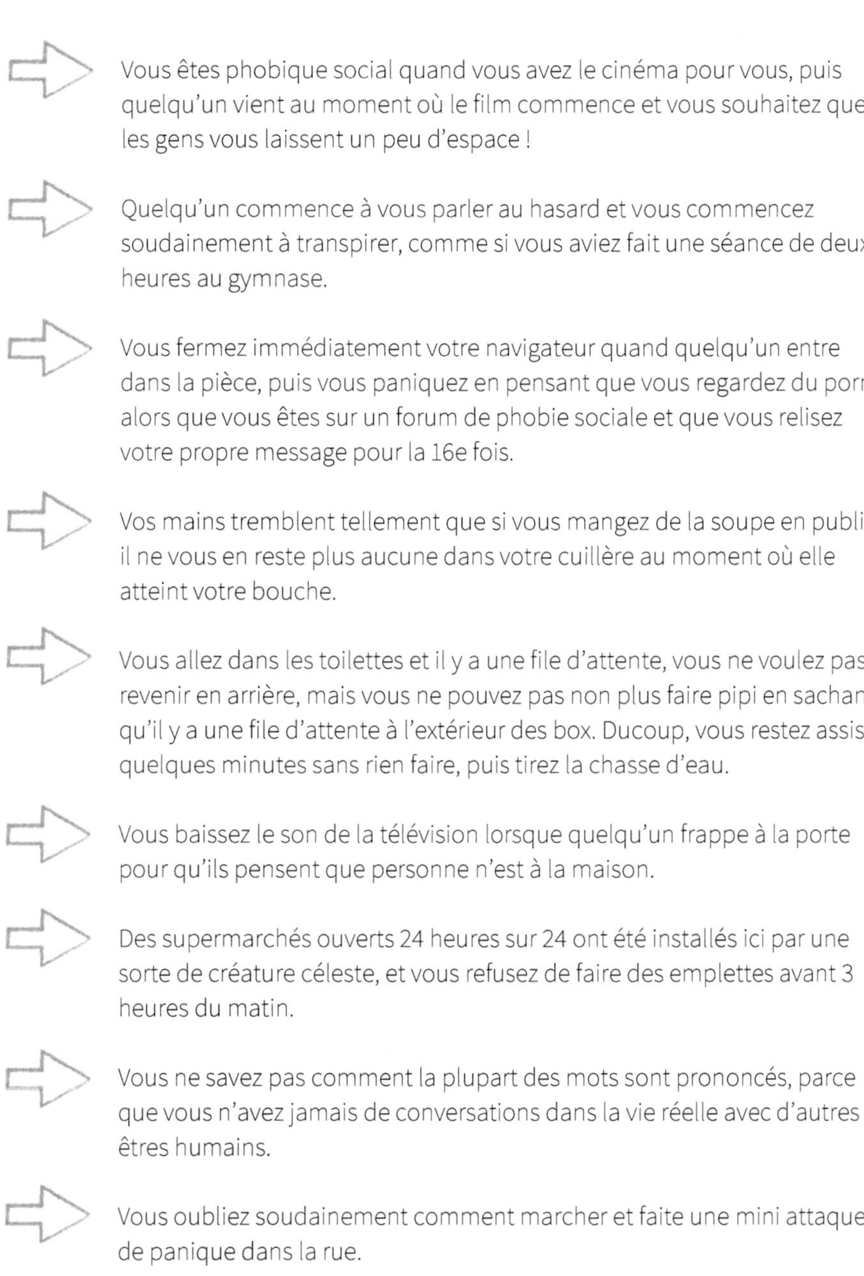

Vous êtes phobique social quand vous avez le cinéma pour vous, puis quelqu'un vient au moment où le film commence et vous souhaitez que les gens vous laissent un peu d'espace !

Quelqu'un commence à vous parler au hasard et vous commencez soudainement à transpirer, comme si vous aviez fait une séance de deux heures au gymnase.

Vous fermez immédiatement votre navigateur quand quelqu'un entre dans la pièce, puis vous paniquez en pensant que vous regardez du porno alors que vous êtes sur un forum de phobie sociale et que vous relisez votre propre message pour la 16e fois.

Vos mains tremblent tellement que si vous mangez de la soupe en public, il ne vous en reste plus aucune dans votre cuillère au moment où elle atteint votre bouche.

Vous allez dans les toilettes et il y a une file d'attente, vous ne voulez pas revenir en arrière, mais vous ne pouvez pas non plus faire pipi en sachant qu'il y a une file d'attente à l'extérieur des box. Ducoup, vous restez assis quelques minutes sans rien faire, puis tirez la chasse d'eau.

Vous baissez le son de la télévision lorsque quelqu'un frappe à la porte pour qu'ils pensent que personne n'est à la maison.

Des supermarchés ouverts 24 heures sur 24 ont été installés ici par une sorte de créature céleste, et vous refusez de faire des emplettes avant 3 heures du matin.

Vous ne savez pas comment la plupart des mots sont prononcés, parce que vous n'avez jamais de conversations dans la vie réelle avec d'autres êtres humains.

Vous oubliez soudainement comment marcher et faite une mini attaque de panique dans la rue.

Votre CV est une feuille de papier vierge avec votre nom et votre adresse, en gros caractères.

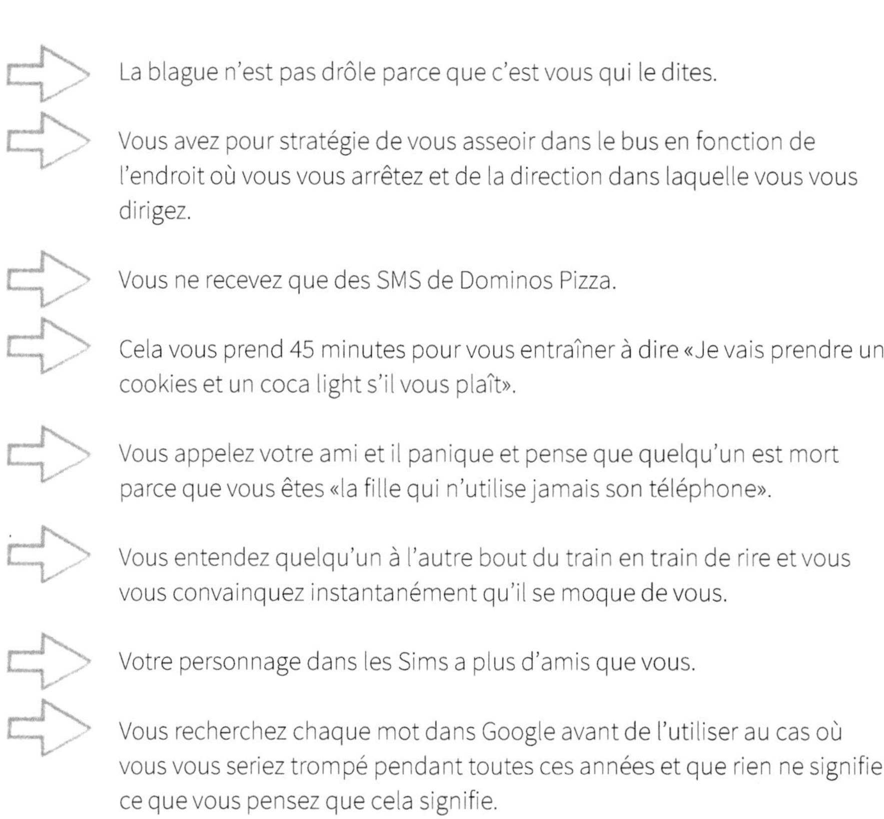

La blague n'est pas drôle parce que c'est vous qui le dites.

Vous avez pour stratégie de vous asseoir dans le bus en fonction de l'endroit où vous vous arrêtez et de la direction dans laquelle vous vous dirigez.

Vous ne recevez que des SMS de Dominos Pizza.

Cela vous prend 45 minutes pour vous entraîner à dire «Je vais prendre un cookies et un coca light s'il vous plaît».

Vous appelez votre ami et il panique et pense que quelqu'un est mort parce que vous êtes «la fille qui n'utilise jamais son téléphone».

Vous entendez quelqu'un à l'autre bout du train en train de rire et vous vous convainquez instantanément qu'il se moque de vous.

Votre personnage dans les Sims a plus d'amis que vous.

Vous recherchez chaque mot dans Google avant de l'utiliser au cas où vous vous seriez trompé pendant toutes ces années et que rien ne signifie ce que vous pensez que cela signifie.

MON CAHIER PRATIQUE

MES SITUATIONS ANGOISSANTES

MES SITUATIONS ANGOISSANTES

MES SITUATIONS ANGOISSANTES

Toutes
mes situations
que j'évite, ou
qui me font
honte

MES SITUATIONS ANGOISSANTES

MES SITUATIONS ANGOISSANTES

Toutes
mes situations
que j'évite, ou
qui me font
honte

MES SITUATIONS ANGOISSANTES

Toutes
mes situations
que j'évite, ou
qui me font
honte

MES SITUATIONS ANGOISSANTES

Toutes
mes situations
que j'évite, ou
qui me font
honte

MES RÉUSSITES

MES RÉUSSITES

Tous mes progrès, mes réussites qui me font avancer

MES RÉUSSITES

MES RÉUSSITES

Tous mes progrès, mes réussites qui me font avancer

MES RÉUSSITES

Tous mes progrès, mes réussites qui me font avancer

MES RÉUSSITES

Tous mes progrès, mes réussites qui me font avancer

MES RÉUSSITES

À VOUS DE JOUER !

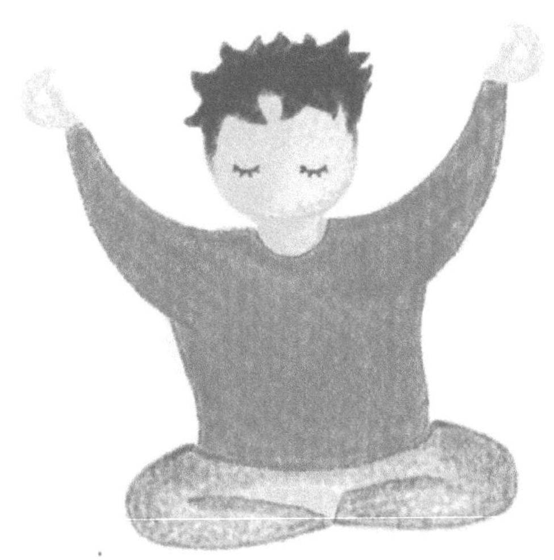

Vous êtes anxieux en permanence...

Vous avez peur de parler en public...

Vous perdez facilement vos moyens...

Vous n'êtes bien que chez vous...

Vous voulez en sortir ?

Ce guide est fait pour vous !

Tiré d'une histoire vrai, ce guide de survie pour la phobie sociale vous apportera des conseils pratiques pour surmonter les épreuves de la vie quotidienne.

Gardez ce livre sur vous,

il vous guidera étape par étape,

pour vaincre votre phobie.

Quentin Haguet est un ancien phobique social. Après avoir traversé une période compliqué et essayer toutes les thérapies possibles, il décide de se prendre en main seul. Quelques mois plus tard, il est guérit et peut reprendre ses études. A travers son blog, il accompagne toutes les personnes souhaitant vaincre leur phobie sociale et retrouver une vie normale.

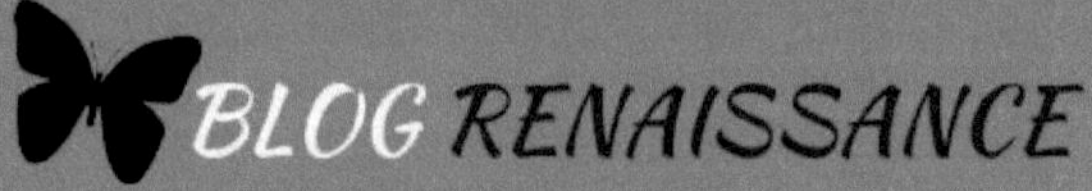

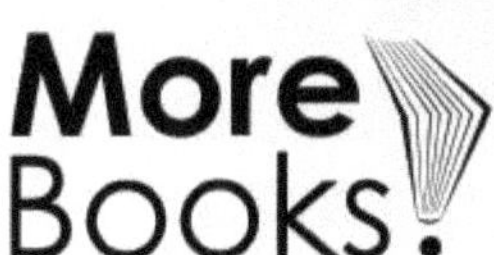

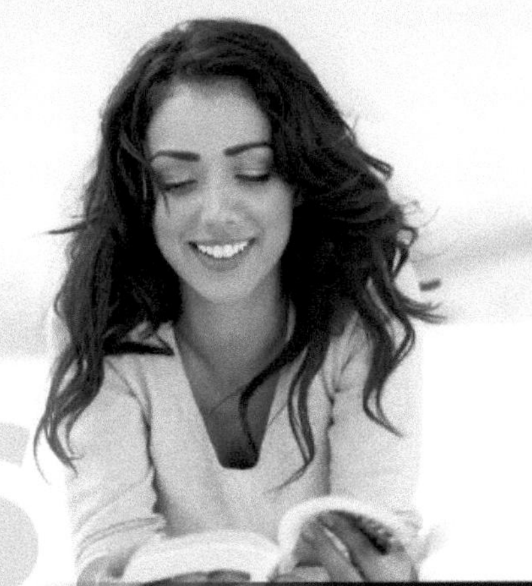

I want morebooks!

Buy your books fast and straightforward online - at one of world's fastest growing online book stores! Environmentally sound due to Print-on-Demand technologies.

Buy your books online at
www.morebooks.shop

Achetez vos livres en ligne, vite et bien, sur l'une des librairies en ligne les plus performantes au monde!
En protégeant nos ressources et notre environnement grâce à l'impression à la demande.

La librairie en ligne pour acheter plus vite
www.morebooks.shop

KS OmniScriptum Publishing
Brivibas gatve 197
LV-1039 Riga, Latvia
Telefax: +371 686 204 55

info@omniscriptum.com
www.omniscriptum.com

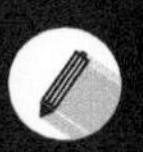

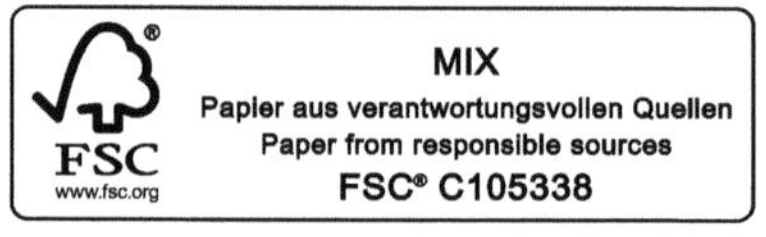

Printed by Books on Demand GmbH, Norderstedt / Germany